Geierhals und Hohlkreuz

Zentrierung

Das Selbsthilfeprogramm für eine gesunde Haltung

Bärbel Hölscher
Zentrierung – Das Selbsthilfeprogramm für eine gesunde Haltung

info@kamphausen.media

Lektorat: Petra Frank
Umschlaggestaltung, Innenlayout: grafikbüro Sabine Schiche, Bielefeld
Fotos Titel: shutterstock groß (1), klein (3); ing-image (2)
Druck & Verarbeitung: druckhaus köthen

www.kamphausen.media

4. Auflage 2022

Bibliografische Information der Deutschen Nationalbibliothek

Die Deutsche Nationalbibliothek verzeichnet diese Publikation in der Deutschen Nationalbibliografie; detaillierte bibliografische Daten sind im Internet über http://dnb.de abrufbar.

Print ISBN 978-3-95883-376-0
E-Book ISBN 978-3-95883-377-7

Dieses Buch wurde auf 100% Altpapier gedruckt und ist alterungsbeständig. Weitere Informationen hierzu finden Sie unter www.kamphausen.media

Bärbel Hölscher

Geierhals und Hohlkreuz

Zentrierung

Das Selbsthilfeprogramm für eine gesunde Haltung

AURUM

Inhalt

Für meine Kinder Anna, Michael und Karen.

Peter, ohne Deine Unterstützung hätte ich dieses Buch nicht in acht Wochen schreiben können.

Vorwort

Die Lieblingsfragen der Internistin, Sportwissenschaftlerin und meiner Mentorin Frau Priv.-Doz. Dr. med. habil. Dagmar Pöthig, gerichtet an Mediziner und andere Vertreter des Gesundheitswesens, sind die folgenden:

Welches Organsystem des Menschen ...

- ... ist das größte?
- ... leistet den Großteil des Energie- und Substratstoffwechsels?
- ... kann als einziges willentlich angesteuert werden?
- ... spiegelt am besten unsere Gefühle wider?

In der Regel reichen die Antworten von „Haut" über „Leber" und „Blut" bis zu „Gehirn". Die richtige Antwort, für viele überraschend, ist jedoch für jeden der genannten Teilaspekte: „Skelettmuskulatur". Diese macht bei Normalgewicht etwa 40 % des Körpergewichts aus, ist als Bewegungsapparat als einziges Organsystem willentlich ansteuerbar und in dieser Funktion tatsächlich die Hauptstätte unseres Stoffwechsels. Zudem verrät die Skelettmuskulatur über Gestik, Stimme, Mimik und Haltung viel über unser Innenleben, unsere Emotionen.

Diese Kausalkette ist nutzbar! So kann über eine erlernbare und gezielte Veränderung der Körperhaltung und von Bewegungsabläufen der Energieverbrauch ökonomisiert werden und damit das

Wohlbefinden gesteigert werden. Und darum geht es in diesem Buch der professionellen Kinesiologin Bärbel Hölscher.

Frau Bärbel Hölscher beschreibt sehr anschaulich die Folgen nicht integrierter frühkindlicher Reflexe auf die körperliche, mentale und emotionale Gesundheit des Einzelnen. Und sie zeigt über die Methode der körperlichen Zentrierung einen neuen Weg für eine gesunde Haltung – auch sich selbst gegenüber – auf. Durch die körperliche Zentrierung können Energien eingespart und für andere Aspekte unseres Lebens mit dem Ziel des ganzheitlichen Wohlbefindens genutzt werden.

Dieses Buch richtet sich an Menschen, denen bewusst ist, dass sie selbst die Quelle ihrer Gesundheit sind, wenn sie ihre Ressourcen richtig zu nutzen lernen. Es empfiehlt sich darüber hinaus für alle ganzheitlich denkenden und arbeitenden Experten im Gesundheitswesen.

Prof. Dr. med. Petra Stute

Stellvertretende Chefärztin Gynäkologische Endokrinologie und Reproduktionsmedizin, Universitätsklinik für Frauenheilkunde, Inselspital Bern, Schweiz

Einleitung

Dieses Buch richtet sich an Menschen, die sich fragen, weshalb gewisse Befindlichkeitsstörungen immer wieder in ihrem Leben auftauchen – Befindlichkeitsstörungen, die sich weder durch Physiotherapie, Osteopathie, Psychotherapie oder sonstige medizinische Maßnahmen vollständig eliminieren lassen.

Ist das persönliche Wohlbefinden nur selten zufriedenstellend, beschäftigt man sich automatisch mit der Frage:

Was kann ich tun, damit es mir besser,
vielleicht sogar dauerhaft gutgeht?

Sie haben sicherlich vieles schon ausprobiert, um sich besser zu fühlen. Denn dass Sie dieses Buch in den Händen halten, zeigt, dass Sie sich bereits eingehend mit Ihrem Körper auseinandergesetzt haben.

Ich bin professionelle Kinesiologin mit dem Fachschwerpunkt Gehirn und beschäftige mich mit der genannten Fragestellung seit mittlerweile 25 Jahren. Da ich selber seit meiner frühen Jugend unter immer wiederkehrenden Rücken-, Knie- und Fußschmerzen litt und darüber hinaus sich Beschwerden im Oberkörper dazugesellten, sodass dieser sich zunehmend schmerzhaft zeigte, machte ich mich auf die Suche nach geeigneten Methoden, die mir dauerhaft helfen sollten.

Kinesiologie und *Somatic Experiencing®* hatten mich ein sehr großes Stück weitergebracht, aber immer noch litt ich unter den verschiedensten Befindlichkeitsstörungen, die nach Meinung von Medizinern aber nicht unbedingt behandlungsbedürftig seien.

INFO

Kinesiologie

Die Kinesiologen arbeiten mit dem Muskeltest. Er ist ein Biofeedbacksystem, das Auskunft darüber gibt, inwieweit Stress im System Körper, Geist und Seele zu finden ist. »Schaltet« der Muskeltest an, also gibt der Muskel beim Testen nicht nach, so liegt in dem Moment kein Stress in dem getesteten Bereich vor. Gibt der Muskel nach, so zeigt dies eine Imbalance an, die über verschiedenste Korrekturtechniken wieder in die Balance gebracht werden kann. Deswegen heißt die Arbeit auch Balancieren und nicht Behandeln.

INFO

Somatic Experiencing®

Peter Levine verdanken wir *Somatic Experiencing® (SE®)*, eine rein körperorientierte Traumatherapie, die darauf abzielt, traumabedingte Spannungen aus dem Hirnstamm zu lösen.

Ich erkannte während meiner Ausbildung zur professionellen Kinesiologin, dass die immer wiederkehrenden Beschwerden oftmals mit nicht integrierten frühkindlichen Reflexen zu tun hatten. Dies galt offenbar insbesondere für Menschen, deren Geburt nicht frei von medizinischen Eingriffen, viel zu früh oder auch zu spät, also übertragen erfolgte.

Denn: Frühkindliche Reflexe haben überhaupt nur dann eine Chance, im ersten Lebensjahr zufriedenstellend integriert zu werden, wenn die Person zeitgerecht und möglichst auf natürlichem Weg zur Welt gekommen ist.

Auf meiner Suche nach Hilfe zur Selbsthilfe – auch ich bin acht Wochen zu früh zur Welt gekommen – lernte ich im Jahr 2011 Übungen kennen, die mir auf Anhieb sehr guttaten. Diese Übungen habe ich dann in den letzten Jahren derart verfeinert, dass ich sie mir unter dem Namen ***BalanceHIRO***® als Markenzeichen habe sichern lassen können.

Im Jahr 2012 habe ich mein erstes Buch *„Kraftvoll! – Reflexe prägen das Leben"* veröffentlicht, in dem ich die erste Übung Heta vorstelle. Dort beschreibe ich ebenfalls, was Reflexe sind und liste 25 frühkindliche Reflexe auf, die, wenn sie nicht ausreichend integriert worden sind, für vielfältige Probleme auf körperlicher und emotionaler Ebene verantwortlich sind.

Ich bezeichne meine Praxis, die ich jetzt schon über 20 Jahre lang betreibe, als „Entwicklungs- und Forschungsabteilung", in der ich während meiner Arbeit vieles beobachte und systematisiere, um dann mein Konzept immer weiter zu verbessern, damit meine Arbeit noch wirkungsvoller wird. So stellte ich im Laufe der Zeit immer wieder fest, dass viele diffuse Befindlichkeitsstörungen mit nicht integrierten frühkindlichen Reflexen zu tun haben.

DEFINITION

Frühkindliche Reflexe sind unbewusste motorische Reaktionen auf einen sensorischen Reiz, der im Gehirn vorab automatisch verarbeitet wird, und auf die wir willentlich keinen Einfluss haben.
Die frühkindlichen Reflexe sichern dem Baby im ersten Lebensjahr das Überleben, denn wenn zum Beispiel der Such-Saug- und Schluckreflex nicht vorhanden wäre, würde das Baby verhungern. Diese Reflexe werden bei den U-Untersuchungen beim Kinderarzt überprüft und geben Aufschluss darüber, ob sich das Baby altersgerecht entwickelt. Sie müssen bis zum Ende des ersten Lebensjahres gut abgearbeitet sein, ich nenne das integriert worden sein, damit sich reife Bewegungsmuster entwickeln können.

Ich bin zu dem Schluss gekommen, viele Befindlichkeitsstörungen hängen mit der mangelnden körperlichen Zentrierung zusammen – und die körperliche Zentrierung kann umso weniger eingenommen werden, je schlechter die frühkindlichen Reflexe im ersten Lebensjahr integriert worden sind. Wenn ein Mensch über gut integrierte frühkindliche Reflexe verfügt, so ist sein Bewegungsmuster von Leichtigkeit geprägt. Er fühlt sich gut und kann nicht verstehen, geschweige denn nachvollziehen, welch hohem Leidensdruck Menschen ausgesetzt sind, bei denen die frühkindlichen Reflexe nicht die Chance hatten, zeitgerecht, also im ersten Lebensjahr, zu integrieren. Nicht gut integrierte Reflexe wirken wie ein inneres Gefängnis, aus dem die Person nicht willentlich herauskommen kann, so sehr sie das auch versucht. Sie ist immer wieder unbewussten Reaktionen der Reflexe ausgeliefert. Der Betroffene merkt es zum Beispiel daran, wenn nach einer guten Physiotherapie, die vorübergehend Erleichterung gebracht hat, die Befindlichkeitsstörungen wieder auftauchen.

Ich bin immer bestrebt, nicht nur die Problematiken aufzuzeigen. Vielmehr ist es mir wichtig, Lösungen zur Selbsthilfe anzubieten, damit sich möglichst physiologische, also natürliche Haltungen sowie Bewegungsabläufe entwickeln können. Was man unter frühkindlichen Reflexen und deren Integration genau versteht und wie sie sich auch im Erwachsenenalter als Probleme zeigen können, beschreibe ich in meinem im Jahr 2013 veröffentlichten Buch *„Kraftvoll! – Reflexe prägen das Leben"*.

Hier in diesem Buch habe ich für Sie meine ***BalanceHIRO***®-Übungen zusammengestellt, die zur Zentrierung führen können. Sie sind dazu geeignet, in Würde alt zu werden, vorausgesetzt, Sie wenden sie an. Wenn Sie sie regelmäßig ausüben, werden Sie zudem feststellen, dass Ihre Konzentrationsfähigkeit steigt und Ihr Geist wacher wird.

Aber nicht nur Ihr Geist wird wacher, auch Ihr Körper bekommt ungeahnte Beweglichkeit. Beides führt dazu, dass Sie besser fokussieren können. Und sobald Sie besser fokussieren können, brauchen Sie für alles, was Sie tun, weniger Zeit und werden sehr viel effektiver handeln können.

Warum ist das so?

Alle unsere Handlungen werden aus unserem Gehirn heraus gesteuert. Es gibt einen bewussten Teil, der für unser Denken und für bewusste Funktionen des Körpers, zum Beispiel das Anbeugen eines Arms oder das Strecken des Beins, zuständig ist. Diesen Teil können wir willentlich ansteuern. Andererseits gibt es einen unbewusst arbeitenden Teil, den Hirnstamm, der alle unsere natürlichen Funktionen regelt, wie die Atmung, das Herz-Kreislauf-System, die Verdauung und das Triebverhalten. Hier befindet sich auch der Ursprung der frühkindlichen Reflexe, die, wenn sie im ersten Lebensjahr nicht ausreichend integriert wurden, eine gute Zentrierung verhindern. Der Grad der Integration ist so unterschiedlich, wie wir Menschen auf der Erde sind.

Wenn sich die Reflexe nicht ausreichend integrieren, entwickelt sich auch das individuelle Bewegungsmuster nicht auf natürliche Art und Weise: Es wird inneffizient. Insbesondere das Laufen erfolgt weder geschmeidig noch kräfteschonend. Diese Fehlhaltungen versucht unser Körper zunehmend zu kompensieren; beispielsweise durch eigentlich überflüssige Ausgleichs- und Gegenbewegungen mit der Folge, dass Bewegungen nicht mehr physiologisch einwandfrei ablaufen. Alltägliche Körperbewegungen, die mühelos erfolgen sollten, werden anstrengend und es entwickeln sich im Laufe der Jahre schließlich ausgeprägte Fehlhaltungen.

Körperliche Beeinträchtigungen haben zudem Einfluss auf unsere emotionalen und intellektuellen Fähigkeiten, wie man bereits seit fast 30 Jahren weiß.[1] Daher ist es wesentlich, dafür zu sorgen, dass die frühkindlichen Reflexe möglichst vollständig integriert werden, um so einer körperlichen Zentrierung und letztlich dem emotionalen und intellektuellen Wohlbefinden nicht im Weg zu stehen.

Wenn Sie bei sich selbst feststellen, wie sich eine mangelnde Zentrierung immer wieder bemerkbar macht – beispielsweise wenn Sie schiefe Schultern haben oder Ihre Beckenknochen nicht in der Waagerechten stehen oder auch wenn Ihr Kopf immer wieder zu einer Seite geneigt ist und Sie dadurch Nackenbeschwerden haben – so können Sie von den Übungen, die ich in diesem Buch vorstelle, profitieren.

Ich empfehle Ihnen, mit der bereits genannten Heta-Übung auf Seite 65 anzufangen, da Sie dann merken werden, dass Ihr Körper in die Entspannung kommt, Ihre Aufmerksamkeit steigt, die Sie brauchen werden, um die Zentrierungsübungen immer besser ausüben zu können. Diese werden von meinem Wing-Tsun-Lehrer im vierten Teil des Buches bildlich gezeigt.

1] https://link.springer.com/article/10.1080/14734220500348584, abgerufen am 1.7.2019; http://www.biomed.cas.cz/physiolres/pdf/60%20Suppl%201/60_S39.pdf, abgerufen am 1.7.2019

1. | Eine zentrierte Haltung – Tom Hanks hat sie!

Um Ihnen einen Eindruck davon zu vermitteln, was *zentrierte Haltung* bedeutet, beschreibe ich einige Szenen aus dem Film „E-Mail für Dich", in dem Tom Hanks im Jahr 1998 mit Meg Ryan in einer romantischen Liebeskomödie spielte.

In einer Szene läuft Tom Hanks kerzengerade, mit seiner Aktentasche in der Hand, über die Straße, die Beine gut aus der Hüfte bewegend, die Füße gerade einen vor den anderen setzend und den Oberkörper aufrecht haltend, ohne ihn dabei viel mitzubewegen. Dieses Bewegungsmuster zeigt eine zentrierte Haltung, denn der Oberkörper macht keine unnötigen, kräftezehrenden Bewegungen mit. Diese Bewegungsart ist sehr ökonomisch. Mit Leichtigkeit geht Tom Hanks einen Schritt nach dem anderen vorwärts.

Anders Meg Ryan: In einer der ersten Szenen geht sie aus ihrer Wohnung die Treppe hinunter, dabei setzt sie die Füße nach außen und „watschelt" die Stufen runter, während sie den Kopf immer wieder nach hinten wirft. Auf der Straße angekommen, behält sie dieses Bewegungsmuster bei – sie zeigt also vollen Körpereinsatz bei jedem Schritt, den sie macht. Dies ist ein sehr unökonomisches Bewegungsmuster, denn jeder Schritt unter vollem Körpereinsatz fordert den Körper unnötig.

Meg Ryans Bewegungsmuster ist weit von einer zentrierten Haltung entfernt. Auch wenn man auf den ersten Blick meint, es sei dynamisch: Es ist aber auf Dauer erschöpfend. Und in einer erschöpften Situation kann man nicht produktiv sein, man braucht vermehrt Ruhephasen, um wieder aktiv zu sein.

Heute ist Tom Hanks immer noch ein Weltstar, er kann offenbar mit seiner Energie gut haushalten und vermutlich ist daher seine Produktivität höher als bei Menschen, die jeden Schritt unter vollem Körpereinsatz machen müssen.

Dies ist auch im Film „Sully" aus dem Jahr 2016 zu beobachten, in dem er den Piloten spielt, der im Jahr 2009 seine Maschine nach einem Vogelschlag grandios im Hudson River landete und damit allen das Leben rettete. In diesem Film ist Tom Hanks – mittlerweile 62 Jahre alt – in einer Szene beim Joggen zu sehen. Ich bin neidisch darauf geworden, wie locker er lief, auch hier die Beine perfekt und geschmeidig aus der Hüfte heraus bewegend, seine Arme machten, eng am kerzengeraden Oberkörper anliegend, gegenläufige Bewegungen. Es gab dort keine unkoordinierten Bewegungen. Bei ihm sah ich eine gleichmäßige Armbewegung, abgestimmt auf seinen Laufstil, welcher ihn mühelos nach vorne brachte. Und der Oberkörper bewegte sich nur so viel wie nötig.

Wahrscheinlich wäre es für Tom Hanks sehr schwierig, das Bewegungsmuster von Meg Ryan durchgängig zu halten – es wäre wohl viel zu anstrengend für ihn. Stattdessen nimmt er immer wieder seine zentrierte Haltung für seine Bewegungen ein, was ihn mit seiner (Lebens-)Energie haushalten lässt.

Meg Ryan, deren Karriere zum Ende der 90er-Jahre einen starken Einbruch erfuhr und sich jetzt erst mit einem Regiedebüt wieder erholt, scheint im Gegensatz zu Tom Hanks nicht in der Lage zu sein, zentrierte Bewegungen auszuführen. Wenn man von ihr verlangen wollte, den Laufstil ihres Filmpartners nachzumachen, wäre ihr das wahrscheinlich nur unter allergrößten Anstrengungen möglich, da ihr Körper offensichtlich gar nicht weiß, wie Zentrierung geht.

Daraus und aus meiner praktischen Tätigkeit als Kinesiologin folgerte ich: Wenn man nicht natürlicherweise eine gute Zentrierung hat, braucht man für jede Tätigkeit mehr Zeit und Kraft. Bewegungsabläufe sind kaum geschmeidig hinzubekommen, sie sind nicht lange durchzuhalten – auch wirken sie unnatürlich.

Man kann also sagen: Je näher ein Körper der Zentrierung ist, umso mehr kommt der Mensch an sein von Natur aus angelegtes Potenzial heran und kann es ausschöpfen.

Eine gute körperliche Zentrierung spart Kraft und Ressourcen, die wir bei einem unökonomischen Bewegungsmuster einsetzen müssten.

Ein anderes Beispiel sind angehende Leistungsschwimmer. Es gibt mehrere Olympiastützpunkte in Deutschland fürs Schwimmen. Wenn sich dort jemand um Aufnahme bewirbt, schaut sich der Trainer beim Brustschwimmen genau den Arm- und Beinschlag an. Sobald Arme und Beine nicht genau parallel zueinander gebracht werden können, werden die Bewerber nicht genommen.

Ja, warum wohl nicht? – Wenn ein Arm oder Bein immer wieder später als das andere herangezogen wird, verliert der Schwimmer immer wieder seine Zentrallinie, auf der er schwimmen soll. Er muss für die Korrektur der Schwimmlinie immer wieder von der

Seite in die Mitte kommen, was Kraft und am Ende Zeit kostet. Und beim Leistungsschwimmen kommt es auf Millisekunden an.

Ich habe hier zwei Beispiele genannt, die aufzeigen, wie wichtig und auch angenehm eine gute körperliche Zentrierung ist. Es gibt nicht viele Menschen, bei denen ich sie sehe. Bei vielen sehe ich eher Haltungen, die aus dem Optimum eines Tom Hanks vollkommen herausfallen. Schaut man sich Menschen auf der Straße an, sieht man immer wieder, dass der Kopf vor der Mittellinie des Körpers steht – ein *Geierhals* – und sich zum Ausgleich ein Hohlkreuz bildet. Diese über die Jahre hinweg „deformierte" Haltung verhindert die körperliche Zentrierung, die den Menschen in einen mühelosen Bewegungsablauf bringen könnte. Sogar im Gegenteil: Sie führt langfristig dazu, dass sich Kreuzschmerzen, Nackenschmerzen, Knieschmerzen und Erschöpfung breitmachen können.

Es ist die mangelnde Zentrierung, die man dem Körper, egal in welchem Alter, noch „beibringen" kann, sodass Deformationen zum Teil sogar wieder rückgängig gemacht werden können. Je eher man damit anfängt, umso besser, denn über Jahrzehnte verfestigte Fehlhaltungen sind etwas mühsamer zu korrigieren. Ich selbst habe damit erst mit 56 Jahren angefangen. Und es hat geklappt, dass sich mein Körper in Richtung Zentrierung verändert hat. Zum Beispiel drehe ich meinen rechten Fuß nicht mehr zur Seite, meine Beine stehen parallel zueinander, mein Hohlkreuz ist verschwunden und dadurch sind die Kreuzschmerzen so gut wie weg.

Ich arbeite sehr gerne mit Babys im ersten Lebensjahr, bei denen sich die mühsamen Bewegungsmuster noch nicht verfestigt haben. In diesem Alter kann noch verhindert werden, dass sich überhaupt ein falsches Haltungs- und Bewegungsmuster bildet. Damit erhöht sich die Lebensqualität erheblich.

Im folgenden Kapitel zeige ich, woran man erkennt, wenn eine Person in unterschiedlichen Intensitätsgraden aus der Zentrierung fällt, beziehungsweise noch nie in der Zentrierung war. Kapitel drei beschäftigt sich dann mit den verschiedenen Auffälligkeiten und Beschwerdebildern.

Sie können auch direkt zum vierten Kapitel blättern, wenn Sie sofort praktisch beginnen wollen. Ab Seite 65 zeige ich Ihnen einfache Übungen, um dem Körper langsam eine zentrierte Haltung beizubringen. Bei einem gewissen Maß an Disziplin kann es jeder schaffen, seinen Körper „umzuerziehen", damit dieser seine kräftezehrende Haltung verändern kann.

Es ist also möglich, für sich selbst etwas zu tun. Wir brauchen den Launen der Natur nicht ausgeliefert zu sein und meinen, „es ist halt so". – Nein:

Man kann etwas ändern!

2. | In Balance

Verspannungen, Schlafstörungen, Erschöpfungszustände – wie oft fühlen wir uns unwohl, ohne genau die Ursache für diese Beeinträchtigungen zu kennen. Mal sehen wir unsere Psyche betroffen, ein andermal könnten es die Gelenke gewesen sein oder vielleicht war es auch das Verhalten anderer Menschen, das uns tangierte.

Ich bin überzeugt: Verkrampfungen, Übellaunigkeiten, Schlafstörungen und vieles andere mehr sind – falls nicht tatsächlich eine Erkrankung vorliegt, und dies ist den seltensten Fällen so – vermeidbare negative Zustände. Es sind Zustände, die nur vermeintlich unser Leben prägen. Tatsächlich jedoch ist es nicht „normal", an Verspannungen, Schlafstörungen oder Erschöpfungszuständen zu leiden. Es sind keine Krankheiten, sondern vielmehr Folgen einer fehlenden Zentrierung, die unser Leben aus der Balance bringen und uns elementar beeinträchtigen können.

Gelingt es uns, den Körper immer mehr in eine zentrierte Haltung zu bringen, ist der Schlüssel zur Selbstheilung gefunden. Ängste, Verkrampfungen, Übellaunigkeiten, Kraftlosigkeit, Widerwillen müssen nicht sein; es ist eben nicht normal, mit Beeinträchtigungen zu leben.

Auf dieser Hypothese fußend habe ich geforscht, Lehrgänge besucht, gelesen und als Erstes den Kurs *„Kraftvoll! – Reflexe* *prägen das Leben"* konzipiert. Ihn unterrichte ich seit nunmehr sechs Jahren. Aus diesem Kurs mit Übungen aus dem Programm ***BalanceHIRO®*** hat sich das Konzept zur Zentrierung entwickelt.

Ich habe dabei festgestellt:

Wenn es gelingt, den eigenen Körper in die Zentrierung zu legen, haben alle noch vorhandenen frühkindlichen Reflexe die Chance, nachträglich integriert zu werden. Dadurch entsteht Wohlbefinden.

Im Ergebnis dieser Arbeit habe ich ein Mittel gefunden für das Ziel, ein angenehmeres Leben zu führen. Es bedeutet ein Leben ohne permanente Ängste, Verwirrungen oder Verkrampfungen. Das ist mit der körperlichen Zentrierung möglich.

Die Zentrierung erfolgt durch ***BalanceHIRO®***. Dieses Akronym steht für meine Methodik, die sich kurz so zusammenfassen lässt:

BalanceHIRO®

H	–	HETA	Human
I	–	IOTA	Integrated
R	–	RHO	Reflex
O	–	OMEGA	Organisation

Ein gut balanciertes Gleichgewicht zu finden, impliziert die möglichst perfekte Zentrierung des menschlichen Körpers. Es ist für mich immer wieder erstaunlich zu sehen, dass die makellose Zentrierung erfahrungsgemäß bei kaum einem Menschen zu finden ist. Ich sehe es bei allen Menschen, egal ob sie Winter- oder Sommerkleidung tragen. Dies ist an unsymmetrischen Gesichtern, an einem schiefen Gang oder an Schultern zu erkennen, die sich nicht in einer horizontalen Linie befinden. Die Ausprägungen sind unterschiedlich stark und manchmal schwer zu beobachten, bei manchen Menschen sind die Asymmetrien und Deformationen jedoch offensichtlich.

Vielen Philosophien und fernöstlichen Kampfsportarten ist es schon immer klar gewesen, dass der Mensch nicht in seiner Mitte ist, denn nicht umsonst suchen alle asiatischen Kampfsportarten oder auch Yoga und Pilates das Gefühl einer zentrierten Haltung zu erreichen, die eine optimale Ausrichtung und Entspannung bringt.

Alle, die mit diesen Techniken vertraut sind, wissen, wie schwer es ist, die Mitte zu finden.

Meine Vision ist, dass möglichst viele Menschen auf der Erde von der körperlichen Zentrierung erfahren und lernen, wie diese immer wieder selbst gehalten werden kann. Denn damit einher geht eine kontinuierliche nachträgliche Reflexintegration.

Und damit kann ein Leben in Balance erreicht werden.

3. | Haltungsmuster und Zentrierung

3.1. Unzureichende Zentrierung im Alltag

Ihr Körper trägt Sie durchs Leben und seine Bewegungsabläufe sollten mit Leichtigkeit passieren. Nur das ist, so wie ich immer wieder beobachte, selten der Fall. Wie häufig ist ein schwerer Gang zu sehen, bei dem viel zu fest aufgetreten wird. Der ganze Oberkörper bewegt sich dabei übermäßig mit oder der Oberkörper „fällt" beim Laufen nach vorne; er steht nicht mittig auf dem Unterkörper.

Ein anderes, weit verbreitetes Haltungsmuster zeigt den vor der Mittellinie des Körpers getragenen Kopf mit einem mehr oder weniger ausgeprägten Hohlkreuz. Dabei kann die Blickrichtung entweder nach oben oder auch nach unten gehen. Diese Fehlhaltung gab diesem Buch den Titel: Geierhals und Hohlkreuz.

Recht viele Menschen fixieren auch mit den Augen den Boden, wenn sie sich im öffentlichen Raum bewegen, statt den Blick schweifen zu lassen. Wenn diejenigen dann zum Stehen kommen, müssen häufig die Hände in die Taille gelegt werden, um so dem Rücken mehr Halt zu geben. Oder die Hände verschwinden in den Hosentaschen. Ein freies Stehen scheint kaum möglich. – Auch dies ist einer mangelnden Zentrierung geschuldet.

Ein anderes, häufig zu beobachtendes Haltungsmuster besteht in einem geradezu notwendig wirkenden Bedürfnis, sich stets an irgendetwas anzulehnen. Bei diesem Muster werden auch häufig die Füße mehr oder weniger stark nach außen gedreht.

Doch nicht nur Haltungsmuster aus Laufbewegungen können unentspannt und schwerfällig sein. Auch beim Sitzen muten viele Menschen ihrer Muskulatur Belastungen durch ihre Haltungen zu, die das Wohlbefinden beeinträchtigen.

Erschwerend wirkt hier unser moderner Lebensstil: Das viele Sitzen und insbesondere die Arbeit mit dem Computer verschärfen diese Fehlhaltungen um ein Vielfaches. Im Sitzen werden dann häufig noch die Füße um die Stuhlbeine geschlungen, um so den fehlenden Halt zu bekommen. Der Gebrauch von Tablets und Handys führt ebenfalls immer wieder zu gebeugten Haltungen, die schnell in Verspannungen im Nacken und den Schultern enden.

All dies sind keine physiologischen – keine natürlichen – Körperhaltungen. Sie können langfristig dazu führen, dass die Betroffenen Rückenschmerzen, Nackenprobleme, Hüft-, Knie- oder Fußschmerzen entwickeln. Häufig gehen damit auch emotionale Verstimmungen bis hin zu Depressionen einher – daher ist es für jede Person wünschenswert, dass sie eine entspannte, zentrierte Haltung einnehmen kann.

Um zu zeigen, wie „normal" die Fehlhaltungen geworden sind, sehen Sie im Folgenden Schaufensterpuppen, die so in Modegeschäften stehen und aktuelle Kollektionen auf diese Art präsentieren.

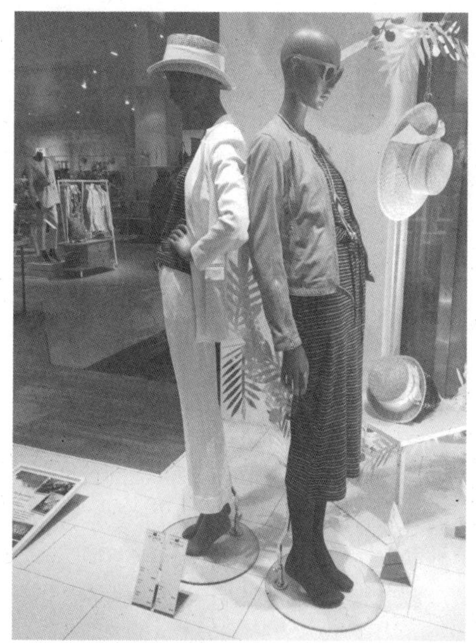

Diese Schaufensterpuppen stehen nicht gerade. – Ein Idealbild für jedermann? Bis auf die Fußdrehung nach außen veranschaulichen die beiden Puppen die auf Seite 24 beschriebene Haltung. Es scheint so, als ob sie sich gegenseitig »stützen« müssen.

Ein anderes „Steh-Muster" kann beobachtet werden, wenn der rechte Fuß nach außen gedreht wird, der linke steht in etwa gerade. Oder umgekehrt.

Sie erinnern sich an den Olympiastützpunkt fürs Schwimmen? Dort würden Personen mit diesem Haltungsmuster nicht aufgenommen werden, da ja zunächst der Fuß in die Mitte gebracht werden muss, bevor aus der Mitte heraus agiert werden kann. Jetzt werden Sie vielleicht denken: „Ja, das sieht man sehr viel – nur: Das ist so bequem, wie sollte man anders stehen?" Leider ist es mittlerweile so, dass diese Haltungen für „normal" gehalten werden.

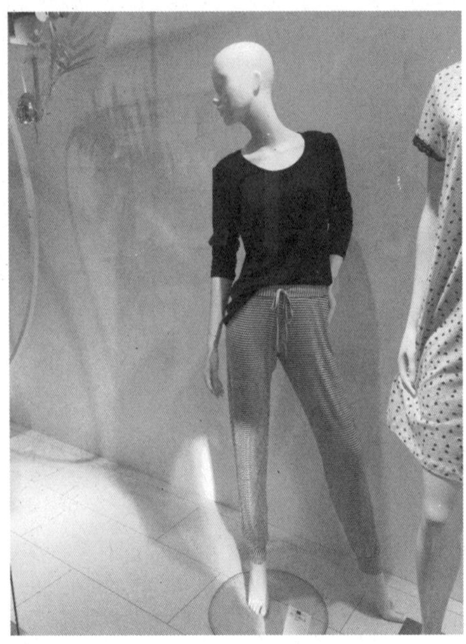

Diese Schaufensterpuppe ist in die auf Seite 25 beschriebene Haltung gestellt worden: linker Fuß/linkes Bein nach außen gedreht.

Es handelt sich nur vermeintlich um eine Komforthaltung, denn sie ist nicht natürlich, weil der Fuß mit einer Zusatzbewegung aus dem Laufen bzw. Stehen abgedreht und in einer muskulär asymmetrischen Stellung bewahrt werden muss. Das Abspreizen des Fußes stellt eine auf Dauer kräftezehrende Kompensationshaltung dar. Diese Kompensationshaltung führt langsam, aber stetig zu einer Deformation des Körpers, die so aussehen kann, dass sich diese Seite verkürzt und zu häufigen Seitenstichen führen kann.

Die vermeintliche Komforthaltung und ihre Kompensationen kosten Kraft, was man in jungen Jahren nicht unbedingt bemerkt. Es ist die Kraft, die im Laufe des Lebens nachlässt, und dieses Nachlassen unserer Kraft lässt allmählich auch die Kompensation aufweichen, bis sie schließlich zusammenbricht. Stehen dem

Körper dann keine Alternativstrategien zur Verfügung, kann er krank werden. Erschöpfung macht sich bemerkbar, und man weiß gar nicht, warum.

Deshalb machen sich Fehlhaltungen oft erst später im Leben bemerkbar. Insbesondere bei älteren Menschen sind ausgeprägte Buckel und vorgereckte Hälse zu beobachten. Und auch die vielen Knie- und Hüftoperationen deuten auf langjährige körperliche Dysbalancen hin.

Ähnlich kräftezehrende Haltungen sehe ich immer wieder vor Schulen, an Bushaltestellen und, wie hier gezeigt, als Schaufensterpuppen dekoriert: Ein Fuß kreuzt den anderen und wird dort abgestellt. Eine andere „beliebte" Haltung: Beim Stehen werden die Füße nach innen gedreht, die Fußspitzen zeigen zueinander. Im Sitzen ist dann zu sehen, dass die Füße nach innen, die Unterschenkel nach außen gedreht und die Oberschenkel geradezu schraubstockmäßig zusammengepresst sind.

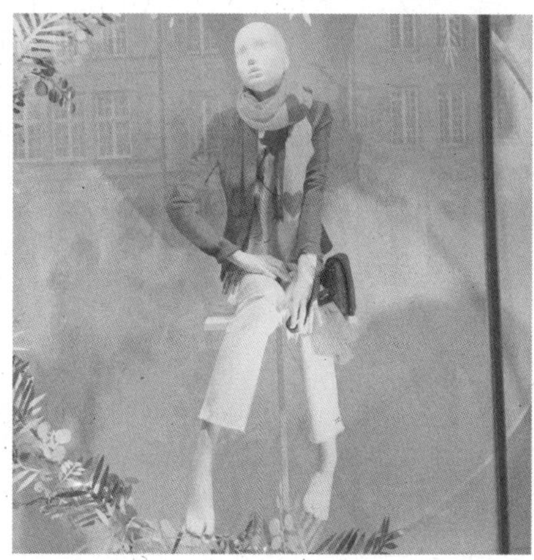

Erkennen Sie, wie verkrampft diese Haltung aussieht? Im Laufe des Lebens können sich mit dieser permanenten Haltung Ängste entwickeln.

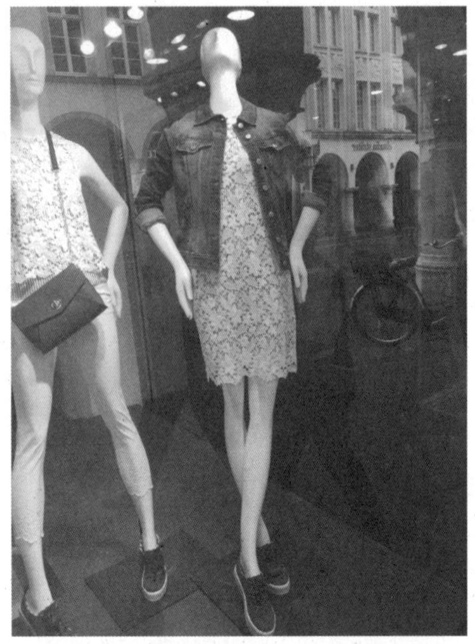

Die Beine links zeigen die gleiche Haltung, wie die der Puppe auf Seite 27, nur im Stehen. Rechts die Puppe stellt mit den überkreuzten Beinen ebenfalls ein Haltungsmuster dar, das mit Angst zu tun hat.

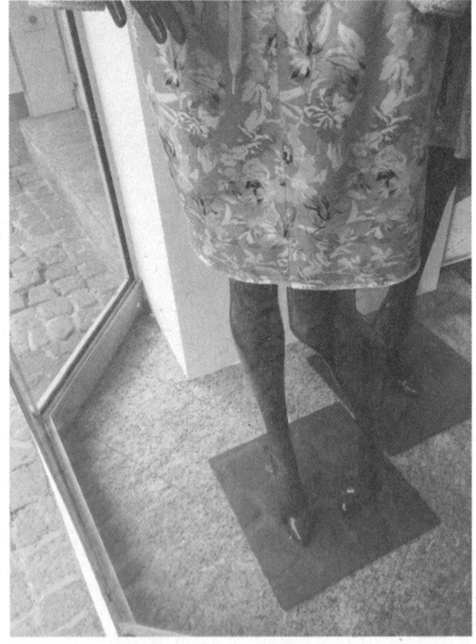

Diese Puppe ist so dekoriert, wie man es auch häufig sieht, und diese Haltung ist auch demjenigen frühkindlichen Reflex zu »verdanken«, der unseren Angstlevel reguliert.

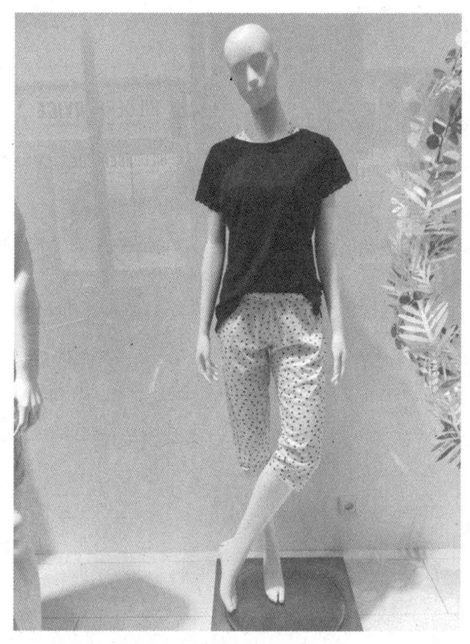

Diese Puppe wurde in der »halben« Haltung des frühkindlichen Reflexes dekoriert, der mit Angst zu tun hat.

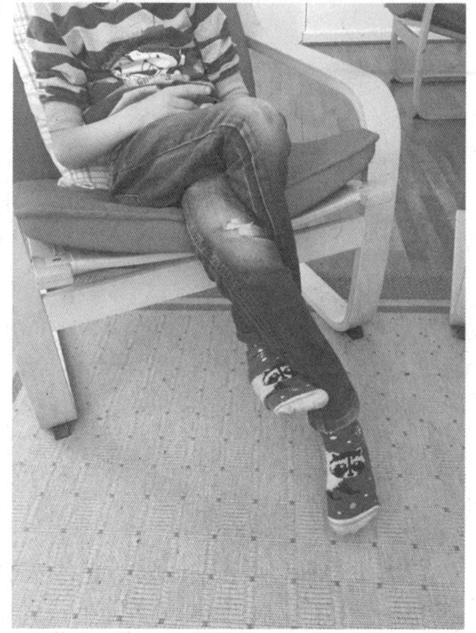

Getoppt werden derartige Haltungen, wenn sie miteinander kombiniert werden, was nur im Sitzen geht:
Die Beine werden übereinandergeschlagen und dann schlingt sich noch der Fuß des überschlagenden Beins um den Unterschenkel des anderen Beins.

Einfache Übung für den Alltag: Parallele Beine

Immer, wenn ich diese Haltungen in meinen Vorträgen und Seminaren sehe, fordere ich meine Kursteilnehmer/-innen auf, ihre Beine und Füße parallel zu stellen, um sich selbst etwas Gutes zu tun. Sehr rasch entspannt sich der Gesichtsausdruck und signalisiert so Wohlbefinden.

Einige meinen bei der parallelen Beinhaltung, dass sie angenehm sei. Bei ihnen haben die Kompensationsstrategien noch nicht zu stark ausgeprägten Deformationen geführt. Diejenigen, die es aber als ausgesprochen anstrengend empfinden, haben bereits mit mehr Deformationen ihres Körpers zu kämpfen. Bei allen jedoch macht sich über kurz oder lang durch die für sie ungewohnte, jedoch natürliche Haltung eine Ermüdung bemerkbar.

Wenn man etwas Neues lernt, ist es immer irgendwann ermüdend. Genauso geht es unserem Körper, der ja vom Gehirn gesteuert wird. Je häufiger aber eine natürliche, zentrierte Haltung eingenommen wird, desto angenehmer wird sie für den Körper und er fängt an, die verdrehte Haltung als anstrengend zu empfinden.

All diesen beschriebenen (Fehl-)Haltungsmustern gemein ist die fehlende Zentrierung des Körpers!

Mit der parallelen Ausrichtung der Füße und Beine habe ich bereits eine Maßnahme beschrieben, wie man dem Körper und damit auch dem Gehirn eine Alternativstrategie beibringen kann, damit er nicht sein ganzes Leben auf Kompensationsstrategien zurückgreifen muss.

Es ist ein erster, sehr wichtiger Schritt in Richtung zentrierter Haltung. Und den können Sie ab sofort üben.

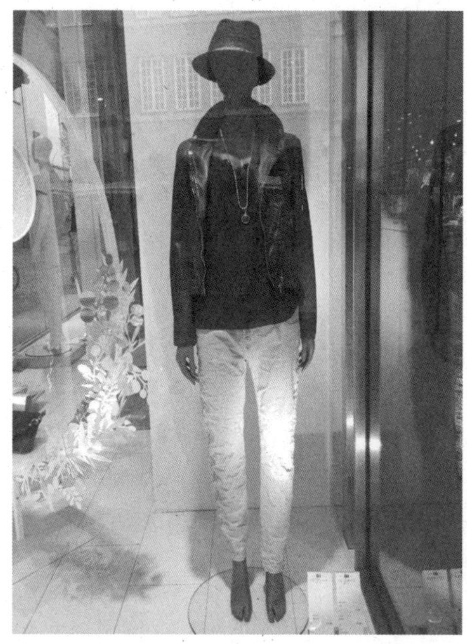

Diese Puppe ist in eine relativ gut zentrierte Haltung gestellt worden.

Wie so oft heißt es auch hier: dranbleiben und erleben Sie, wie sehr sich das Körpergefühl angenehm entwickeln wird. Sie werden feststellen, dass Sie am Anfang immer wieder nach ein paar Sekunden diese neue, „anstrengende" Haltung aufgeben, um wieder in Ihre – vermeintliche – Komfortzone zu fallen. Diese unnatürliche Haltung hat Ihr Körper schon lange automatisiert. Jetzt gilt es, ihm langsam ein anderes Haltungsmuster beizubringen, welches sich dann seinerseits automatisiert. Das braucht Zeit und Geduld.

Ich erlebe es immer wieder: Ist erst einmal die Körperhaltung verändert, wird sich für den Betreffenden auch sein emotionales Erleben positiv verändern und seine geistige Fitness steigen.

Gehen wir weiter in der Beschreibung nicht zentrierter Haltungen, die alle immens viel Kraft kosten: Immer wieder sehe ich in Höhe des Herzens einen Rundrücken, der bereits eine starke Deformation darstellt. Viele Menschen haben aufgrund dieses Rundrückens das Gefühl, nicht richtig durchatmen zu können. Und dieses Muster sehe ich zunehmend bereits bei Kindern und Jugendlichen. Unter Umständen verspüren sie sogar Symptome, bei denen sie meinen, sie hätten etwas mit ihrem Herzen zu tun. Es ist, als ob sich immer wieder ein Gummiband im Oberkörper zusammenzieht und den Körper nicht in die Aufrechte kommen lässt. Eine solche Lebenssituation ist richtig anstrengend, wie ich aus Erfahrung mit zahlreichen Klienten berichten kann. Glücklicherweise jedoch lässt sich die Kompensationsstrategie Rundrücken mit Hilfe von Übungen korrigieren.

Man fängt bereits als Kind und Jugendlicher an, dieses Haltungsmuster zu entwickeln, was man von hinten an „Engelflügelchen", also stark heraustretenden Schulterblättern und von vorne an einer leicht eingefallenen Brust erkennen kann. Diese Haltung veranlasst dann Eltern häufig dazu, zu sagen: „Setz dich gerade hin, hampele nicht so viel herum ..."

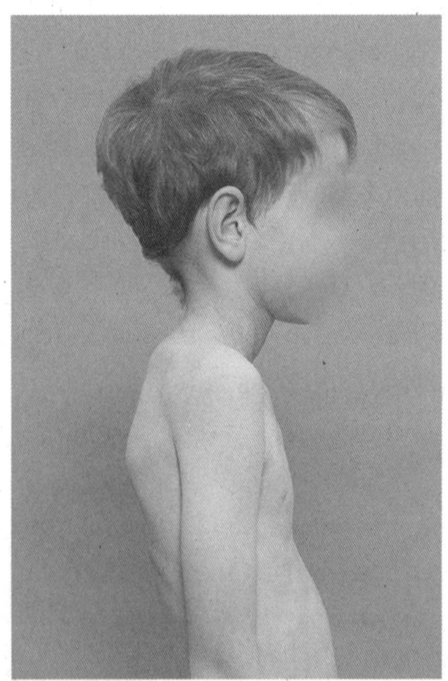

Bei dem Jungen sieht man die »Engelflügelchen« sehr gut; außerdem fällt vorne die Brust etwas ein.

Bei dem jungen Mann sieht man ebenfalls sehr gut die hervorstehenden Schulterblätter. Bückt er sich, kommt langsam der Rundrücken zum Vorschein. Er hat schon sehr viel von unserer gemeinsamen Arbeit profitiert. Die Spannungen werden weniger, er kann sich schon sehr viel länger ohne Anstrengung in der Aufrechten halten.

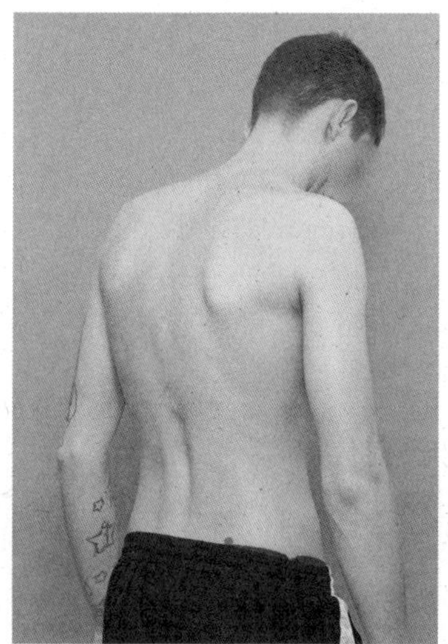

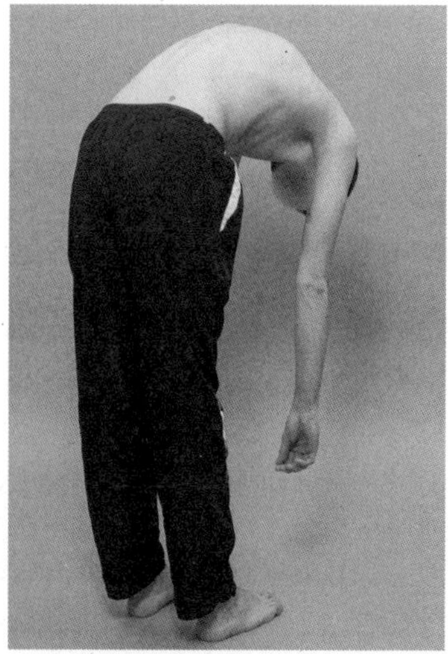

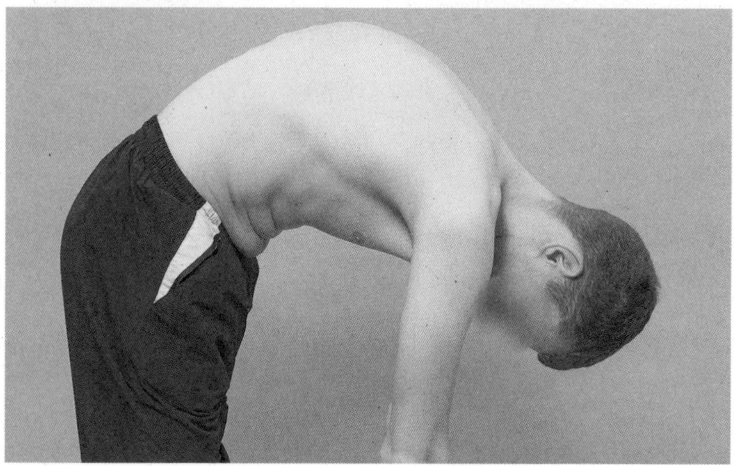

Einfache Übung für den Alltag: Räkeln und Strecken

Die »gebuckelte« Haltung veranlasst auch den Betroffenen, sich immer wieder zu räkeln und zu strecken. Und danach ist er wieder wach und aufmerksam.
Dieses Vorgehen empfehle ich allen Kindern, die das Gefühl haben, sie schlafen im Unterricht fast ein. Dieses Gefühl hängt damit zusammen, dass sich die Muskulatur immer wieder zusammenzieht und durch das Räkeln längt sich die Muskulatur wieder.

Außerdem möchte ich Sie auf eine weitere Übung hinweisen: In der Zeit zwischen der Veröffentlichung meines Buches *„Zentrierung – Reflexintegration zur Lösung von körperlichen Haltungsproblemen"* und dem Schreiben dieses Buches habe ich dazu eine sehr wirksame Übung gefunden.

Sie hat das Potenzial, dass sich der Brustkorb wieder weitet und man das Gefühl bekommt, man kann besser durchatmen, und die Schulterblätter und Schultern fallen nach unten.

Sie finden die Übung ab Seite 81.

3.2. Zentrierung als Anforderung im Sport

Wo ich ebenfalls immer wieder mangelnde Zentrierung beobachte, ist bei Sportlern. Bei Joggern sehe ich vielfältigste, um nicht zu sagen geradezu abenteuerlich anmutende Laufstile: Da sind Jogger, die ihre Unterschenkel nach außen wegdrehen, oder es nur mit einem Bein machen. Sie verlieren genauso wie Schwimmer immer wieder ihre Zentrallinie. Häufig tragen sie auch noch den Kopf vor der Mittellinie des Körpers, der so permanent gehalten werden muss. Das ist ziemlich instabil. Solche Laufstile sind anstrengend, verkrampft und unnatürlich und haben überhaupt nichts mit einem zentrierten Laufstil beispielsweise von Tom Hanks im Film „Sully" gemein.

So zu laufen führt irgendwann dazu, dass die Hüften anfangen zu schmerzen. In diesem Moment sollte der Sportler sofort aufhören zu joggen, denn er überfordert damit seinen Körper. Meistens ist es aber so, dass man über den Schmerz hinweggeht und weiterläuft. Im Laufe des Lebens rächt sich das, wenn es zur Gewohnheit wird. Denn der Körper sagt irgendwann, hier insbesondere die Hüften und Kniegelenke, „Jetzt reicht es mir", indem die Schmerzen so groß werden, dass man überhaupt nicht mehr laufen kann.

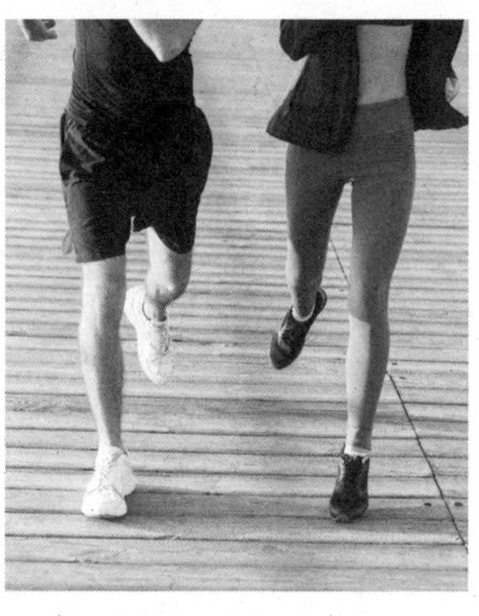

Nicht selten zu beobachten ist der Laufstil, bei dem die Füße nach innen gedreht werden oder bei jedem Schritt ein Fuß von außen nach innen schlenkert. Dabei sieht man dann auch immer wieder, dass die Knie nach innen rotiert sind.

Bei diesem Laufstil ermüdet der Jogger noch schneller als im ersten Beispiel und es sollte sofort gestoppt werden, wenn es irgendwo anfängt zu zwicken und zu zwacken. Menschen, die mit jedem Schritt ihre Füße nicht richtig abrollen können, sondern über den „großen Onkel" abrollen, also über die Innenkante des großen Zehs laufen beziehungsweise die Innenkante der Füße belasten, bekommen eher Probleme im Sprunggelenk und in den Fußsohlen.

Das setzt sich im Laufe der Jahre jedoch nach oben fort, denn die Knie werden dann auch nicht richtig belastet, weil kaum ein Schritt sauber aus der Hüfte heraus gemacht wird. Dies alles muss nicht passieren, sofern man seinem Körper einen Laufstil aus der Zentrierung heraus beibringt. Das ist möglich und fängt mit der schon beschriebenen Haltungsveränderung (Parallele Beine, Seite 40) an.

Bei Fußballern sehe ich ebenfalls häufig blockierte Bewegungen, die dazu führen, dass ein Ball nicht im Tor versenkt werden kann. Der Fußballer hat den Ball so vor dem Fuß, dass er abschießen kann, das Tor ist frei, und trotzdem verschießt er den Ball. Denn er verzieht in dem Moment, als er abschießen will, den Fuß und kann selbst, wenn er es merkt, seine Bewegung nicht mehr stoppen, geschweige denn korrigieren. Das hängt damit zusammen, dass diese nicht gewollten automatisierten Bewegungen im Hirnstamm unbewusst „produziert" werden und der Körper in diesem Moment tatsächlich so reagiert, als ginge es ums Überleben, und nicht nur darum, ein Tor zu schießen. Würde der Fußballer den Ball aus der Zentrierung heraus schießen, würde er seinen Fuß nicht im letzten Moment verziehen und würde den Ball versenken.

Wenn Sportler nach einem Spiel vom Platz gehen, sehe ich die unterschiedlichsten Gangmuster. Manche können ihre Beine locker aus der Hüfte heraus bewegen, und bei manchen sehe ich, wie die Hüfte jeweils rechts und links nach vorne geschoben wird. Wenn man dann noch den Oberkörper ansieht, so wird dieser häufig unverhältnismäßig viel bewegt: Der ganze Körper ist im Einsatz. Und nicht nur das: Diese Sportler haben jetzt 90 Minuten lang ihren Körper mit vollem Einsatz aus den Kompensationsstrategien heraus bewegt. Diejenigen, die ihre Beine gut aus der Hüfte heraus bewegen können, sind nach meiner Beobachtung nicht ganz so erschöpft wie ihre Kollegen mit einer nicht so beweglichen Hüfte.

An einer nicht voll beweglichen Hüfte – man kann auch sagen: steifen Hüfte – kann man erkennen, dass sich die Person mit Hilfe von Kompensationsstrategien bewegt.

Das Manko einer nicht richtig drehbaren Hüfte ist beim Golfen relativ weit verbreitet. Dann wird der Ball nicht dorthin kommen, wohin der Spieler ihn haben will. Wenn dem Spieler beim Abschlag der Schläger verzieht, ist es das gleiche Muster wie bei dem Fußballer, der den Fuß verzieht, wenn er den Ball abschießt. Sie merken, dass ich sage: – *dem Spieler verzieht* der Schläger und nicht: *der Spieler verzieht* den Schläger. Es bedeutet auch hier, dass die unkontrollierbare Bewegung aus dem Hirnstamm heraus gesteuert wird. Golfspieler, die bei mir in der Praxis waren, haben durch die

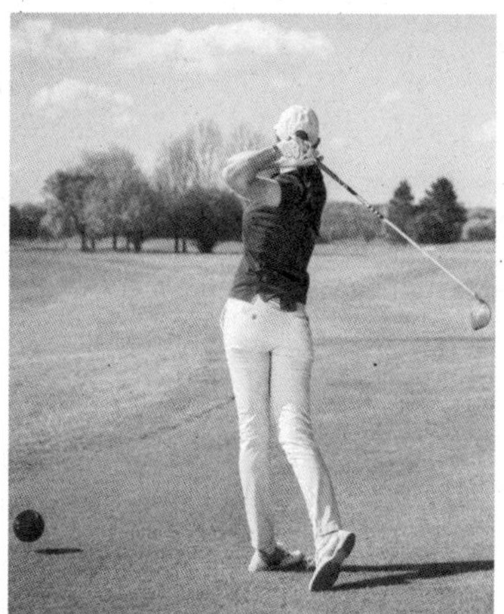

Zentrierung und die kinesiologischen Balancen ihr Handicap verbessern können.

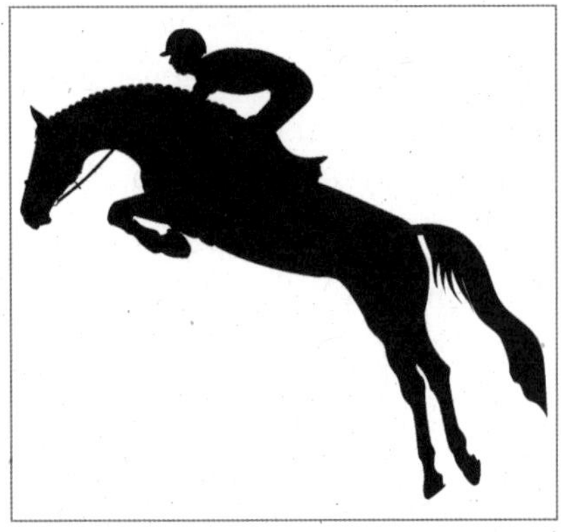

Ein weiteres augenfälliges Beispiel bietet die Reiterei. Mit Freude und Leichtigkeit die reitsportlichen Anforderungen erfüllen – das wünschen sich die meisten Reiter für sich und ihren Sportpartner Pferd. Doch trotz langjährigen Trainings schaffen es viele Reiter nicht, beständig diesen Zustand zu halten.

Meredith Michaels-Beerbaum, eine amerikanisch-deutsche Springreiterin, zeigt, wenn sie auf dem Pferd sitzt, einen geraden Rücken, der Kopf ist in der Verlängerung ihrer Wirbelsäule, er kippt weder nach hinten, noch nach vorne. Und genau diese zentrierte Haltung kann sie auch halten, wenn sie über den Sprung reitet, da ihre Bewegungen in erster Linie aus der Hüfte kommen.

In der Amateurreiterei sehe ich stattdessen sehr oft, dass der Kopf beim Absprung in den Nacken geschoben wird. Manchmal werden dann noch die Arme übermäßig stark angezogen oder die Ellenbogen gehen nach außen. All diese Körperhaltungen fallen ebenfalls aus der Zentrierung heraus.

Ein weiteres Beispiel aus der Reit-Praxis:
In der Bewegung macht das Pferd die natürliche Nickbewegung, wobei die Hände des Reiters den Bewegungen des Pferdes mit der angemessenen Spannung nachgeben müssen. Zusätzlich

werden treibende Hilfen gegeben. Nun ist es wichtig, dass sich die voneinander unabhängigen Körpereinwirkungen des Reiters korrekt in den Bewegungsablauf des Pferdes einfügen. Doch das gelingt häufig nicht.

Warum ist das so?

Der Fehler passiert dann, wenn die Hand unbewusste Bewegungen ausführt, ohne dass der Reiter dies merkt. Es ist eine motorische Reaktion, die einen sauberen Bewegungsablauf nicht zulässt. Diese Bewegung entzieht sich unserem Bewusstsein und ist den noch aktiven frühkindlichen Reflexen geschuldet. Der Reiter merkt nicht, dass er die Zentrierung verliert.

Die Zentrierung kann mit Hilfe der Zentrierungsübungen allmählich erfahren werden. Nur die körperliche Zentrierung erlaubt vollständig voneinander unabhängige Bewegungsabläufe gezielt und sauber auszuführen. Sobald Anweisungen des Trainers nicht in ihrer Komplexität sauber durchgeführt werden können, bedeutet dies, dass der Reiter kein Gefühl für die Zentrierung hat. Wenn die Reiterin oder der Reiter das Gefühl hat, die Überkreuz-Koordination nicht ausführen oder die Hüfte nicht locker mitschwingen oder Figuren nicht korrekt reiten zu können, sind dies Anzeichen für ein Fehlen der körperlichen Zentrierung.

Hilfe findet man in der *Neuroenergetischen® Kinesiologie*. Die auf die Zentrierung abgestimmten ***BalanceHIRO***®-Übungen unterstützen diesen Prozess. Die Übungen, regelmäßig angewendet, vermitteln Reitern auf Dauer ein Gefühl von Leichtigkeit und Freude.

Wer mehr darüber wissen will, dem empfehle ich meine Bücher *„Kraftvoll! – Reflexe prägen das Leben"* und *„Zentrierung – Reflexintegration zur Lösung von körperlichen Haltungsproblemen"*.

3.3. Wahrnehmung und Zentrierung

Wenn unser Körper seine Bewegungen immer wieder aus angewöhnten Kompensationshaltungen heraus machen muss, fängt er an, sich mehr und mehr zu verspannen. Diese Verspannungen können dann rasch zu vielen der schon genannten Beschwerdebilder führen. Es gilt also, diese Verspannungen idealerweise gar nicht erst aufkommen zu lassen beziehungsweise sie umgehend wieder zu lösen, um dem Körper ein Wohlgefühl zu vermitteln.

Wenn Sie anfangen, immer mehr Ihre Haltung in Richtung Zentrierung zu verändern, können sich die Verspannungen lösen und die Schmerzen werden weniger. Dies können Sie tun, indem Sie sich jeden Tag für fünf Minuten in der „Pharaonensitzhaltung" hinsetzen und spüren, wie sich Ihr Körper langsam entspannt.

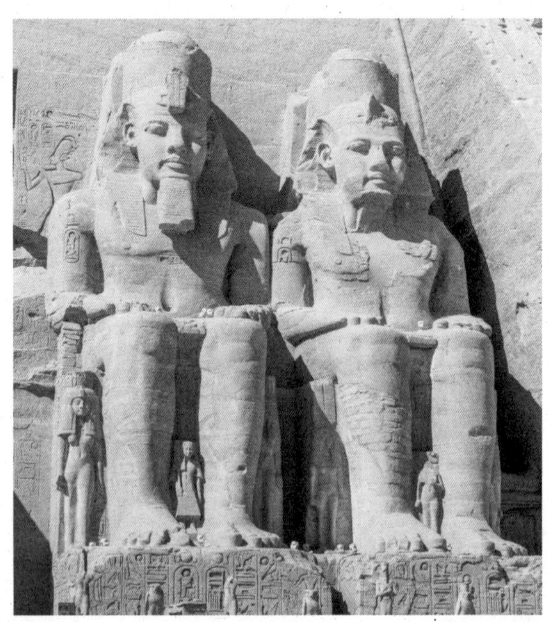

Ramses II von Abu Simbel

Übung für den Alltag: Pharaonensitzhaltung

Aufrecht ohne Rückenlehne auf einen Stuhl setzen, die Füße parallel nach vorne zeigend auf dem Boden abstellen. Auch die Knie zeigen nach vorne. Die Handflächen locker auf den Oberschenkeln ablegen.

Was dann passiert, schildern mir Klienten eindrücklich: Der Körper kommt in die Aufrechte, die Stimmung steigt und die Sinne werden wacher. „Auch mein Selbstbewusstsein festigt sich immer mehr", stellte eine Teilnehmerin meiner Kurse fest.

Verspannungen der Muskulatur sind auch mit ein Grund dafür, dass sich die Wahrnehmung verändern kann. Denn die Verspannungen wirken sich nicht nur auf die skelettale Muskulatur aus, die für die Bewegungen unserer Gelenke verantwortlich ist, sondern auch auf die glatte Muskulatur. Die glatte Muskulatur ist für die Bewegungen unserer Organe zuständig, die wir willentlich nicht beeinflussen können. Die Pupillenerweiterung und -verengung werden zum Beispiel von der glatten Muskulatur umgesetzt.

Sofern dem Körper über die ***BalanceHIRO***®-Übungen eine Entspannung der gesamten Muskulatur verschafft werden kann, so entspannen sich auch die Augen. Dadurch kann sich die Wahrnehmung positiv verändern. Auch das erleben viele meiner Klienten.

Viele Klienten kommen wegen Schmerzen im Bewegungsapparat in meine kinesiologische Praxis. Es ist mir sehr wichtig, ihnen Übungen mitzugeben, die ihnen dabei helfen, sich so weit wie möglich unabhängig von Therapeuten zu machen. Alleine wenn sie anfangen, ihre alltägliche Haltung so zu verändern, dass die Beine parallel zueinander gestellt werden, so wie Ramses II, nehmen sie schon sehr viel für sich und ihre zukünftige Gesundheit mit.

3.4. Zusammenhang von motorischer Entwicklung und verschiedenen Auffälligkeiten im späteren Leben

Pucken, eine insbesondere in den USA weit verbreitete Einwickeltechnik für den gesamten Körper eines Babys, gibt den Kindern Wärme und gleichzeitig – durch die Enge – ein Gefühl der Geborgenheit. Dies ist speziell wünschenswert nach Kaiserschnittgeburten, bei denen den Neugeborenen die Erfahrung des initialen engen Spürens des eigenen Körpers beim Geburtsvorgang fehlt. Durch das Pucken wird dem Kind kinästhetisch – also durch den Druck am eigenen Körper – ein Gefühl für Grenzen vermittelt. Die in den ersten Wochen nach der Geburt zu beobachtenden unkoordinierten und ungewollten Bewegungen und übermäßigen Fuchteleien aller Babys, egal ob Kaiserschnitt- oder Normalgeburt, können so vermieden werden. Denn dies könnte einen sanften, erholsamen Schlaf des Kindes verhindern.

Das Pucken fördert die Eigenwahrnehmung des Körpers und unterstützt so die spätere Fähigkeit des Menschen, sich in jeder Situation gut orientieren zu können. Eine gut entwickelte Eigenwahrnehmung oder auch Tiefenwahrnehmung, eine gut entwickelte Taktilität und ein gut entwickeltes Gleichgewicht sind die drei Grundwahrnehmungssinne, die fürs Lernen unabdingbar sind. Der naturgegebene Rhythmus wird durch das Pucken unterstützt und so sind Kleinkinder in der Lage, sich die Entwicklung ihres Körpers selbst zu erarbeiten und auf natürliche Art und Weise den Zustand zu erreichen beziehungsweise – wie beim Kaiserschnitt – wiederherzustellen, auf den ich mit der von mir entwickelten Zentrierung ziele.

Die angesprochenen fuchtelnden Willkürbewegungen werden in **den ersten Wochen nach der Geburt** bei einem Säugling entwicklungsgemäß als sogenannte Massenbewegungen beobachtet: Das sind Bewegungen, an denen Arme und Beine gleichzeitig beteiligt sind. Für willkürliche Bewegungen sind die zuständigen Nervenstränge noch nicht bereit: Erst durch die Myelinisierung – vereinfacht gesagt ist dies eine Isolierschicht der Nerven – bekommen die Nervenstränge die Möglichkeit, Reize weiterzuleiten. Diese Isolierschicht bildet sich über die natürlichen Bewegungen des Babys aus. Solange sie sich noch nicht ausreichend gebildet hat, kommt es zu den Massenbewegungen. Das Baby bewegt seinen ganzen Körper in unwillkürlicher Art und Weise. Wenn es sich freut, strampelt es mit Armen und Beinen, ohne eine bestimmte Bewegungsrichtung zu meinen.

Es ist zu beobachten, dass der Säugling seinen Kopf aus der Bauchlage schon **direkt nach der Geburt** heben kann. Dies ist bereits der Beginn einer freien Kopfkontrolle, die es dem Kind ermöglicht, den Kopf unabhängig vom übrigen Körper zu bewegen. Die Kopfkontrolle muss das Baby trainieren, damit sie bis zum Ende des ersten Lebensjahres gut geübt ist.

Die Kopfhebermuskeln werden von einem Hirnnerv „gespeist". Wir haben zwölf Hirnnerven, die dafür sorgen, dass wir direkt nach der Geburt sehen, hören, riechen, schlucken und den Kopf heben können. Wenn diese Muskeln über die Bauchlage häufig trainiert werden – denn das Baby muss sich schon etwas anstrengen, um zu schauen, „was so los ist" –, dann bekommt dieser Hirnnerv eine immer dickere Isolierschicht. Er hat sogar „ansteckende Wirkung", denn er zieht durch diese Aktivität die Entwicklung der anderen Hirnnerven mit. Ich erkenne das immer wieder bei den Babys, die häufig auf den Bauch gelegt werden, denn ihre Augen sind ganz wach und strahlen. Das ist für mich quasi ein Beweis dafür, dass sich das Gehirn entwickelt, denn „die Augen sind offen liegendes Gehirn" – sie sind die direkten Ausstülpungen unseres Zwischenhirns und somit ein Leben lang Ausdruck für unsere Befindlichkeiten. Wenn es uns schlecht geht, werden die Augen trüb, sind wir verliebt, strahlen sie.

Übung für den Alltag: Kopfkontrolle beim Baby

So unterstützen Sie die Kopfkontrolle Ihres Babys: Es ist wichtig, dass Ihr Kind viel auf dem Bauch liegt, damit die Muskeln in Rücken und Hals trainiert werden. Schon bei der dritten Vorsorgeuntersuchung U3, das heißt mit sechs Wochen, kann der Kinderarzt erkennen, ob die Kopfkontrolle sich entsprechend entwickelt hat. Kinder, die nur auf den Rücken gelegt werden, bekommen nicht die Möglichkeit, diese Fertigkeit ausreichend zu trainieren.

Die zeitgerechte Entwicklung der Kopfkontrolle im ersten Lebensjahr ist ein Indikator zur Überprüfung der zeitgerechten Integration von frühkindlichen Reflexen.

Wird das Baby immer wieder nur auf den Rücken gelegt, so können sich die Kopfhebermuskeln nicht ausreichend entwickeln. Die Kopfkontrolle ist dann nicht vollständig vorhanden, sodass der Kopf im späteren Leben aus dem Liegen heraus nicht ohne Anstrengung und nicht in der Verlängerung der Wirbelsäule gehoben werden kann.

Ich kenne kaum einen Menschen, bei dem die Kopfkontrolle aus der Rückenlage heraus in der Art vorhanden ist, dass der Kopf ohne Anstrengung in der Verlängerung der Wirbelsäule mit hochkommen kann. Und das heißt auch hier: Die Zentrierung ist nicht ausreichend vorhanden.

Um unseren Kindern überhaupt die Chance zu geben, über die Integration der Reflexe zu einer guten körperlichen Zentrierung zu gelangen, ist es wesentlich, dass die frühkindlichen Reflexe nicht immer wieder über den von der Natur aus vorgesehenen Zeitraum ausgelöst werden. Dieser Zeitraum ist zum Ende des ersten Lebensjahres erreicht.

Bis dahin darf nur der Kinderarzt die frühkindlichen Reflexe auslösen, um zu kontrollieren, ob sie dem Kind zur Verfügung stehen und es sich motorisch und damit auch emotional und geistig altersgerecht entwickelt. Ein Wegweiser dafür ist unter anderem die Überprüfung der Kopfkontrollentwicklung.

Danach darf niemand diese Reflexe mehr auslösen, indem er sie testet – aus welchen Gründen auch immer –, denn das wäre so, als wenn man an einer Wunde immer wieder „herumpult" und sich wundert, weshalb sie nicht verheilt.

Statt derartige Tests mechanisch durchzuführen, ist der Frage nachzugehen, welchen Nutzen diese Testungen haben sollen. Denn durch die Tests werden die Reflexe immer wieder gereizt (man pult in einer Wunde), die saubere Integration wird verzögert oder sogar behindert. Stattdessen sollte man darauf schauen, in welchem Entwicklungsschritt die Kinder „hängengeblieben" sind und dann genau dort ansetzen, sie physiotherapeutisch in ihrer weiteren Entwicklung zu unterstützen.

Einer guten Integration der frühkindlichen Reflexe folgt eine gute Zentrierung, die einen ökonomischen, entspannten Umgang mit unseren körperlichen Energien ermöglicht. Das kann nur geschehen, wenn die Zentrierung vom ersten Lebenstag an unterstützt wird, um später bei Bewegungen so zentriert zu sein wie beispielsweise Tom Hanks.

Eine ständige Rückenlage behindert die Zentrierung und damit auch die Integration eines wichtigen Reflexes – des Spinalen Galant-Reflexes –, was unter anderem dazu führen kann, dass manche Kinder noch bis zum Alter von acht Jahren und darüber hinaus einnässen. Deshalb ist es enorm wichtig, das Baby in verschiedene Positionen wie auf die Seite, auf den Rücken und auf den Bauch zu legen.

Denn **im dritten Lebensmonat** sollte der Säugling in den Unterarmstütz kommen können, was nur aus der Bauchlage heraus geleistet werden kann. Der Rumpf des Kindes dient als Stützfläche und ermöglicht den sogenannten symmetrischen Ellenbogenstütz beziehungsweise Unterarmstütz. Das Gewicht auf den Unterkörper verlagert, hebt der Säugling seinen Kopf mit gestreckter Wirbelsäule und schaut sich neugierig um.

Wenn beim Unterarmstütz die Hände vermehrt gefaustet sind – also die Hände sich nicht richtig öffnen können, ist dies bereits ein Hinweis auf nicht richtig integrierende Greifreflexe.

Im vierten Monat dreht sich der Säugling vom Bauch auf den Rücken. Dann beginnt das Kind, mit seinen Händen und Füßen zu spielen. Es ist wichtig, dabei zu beobachten, ob es den diagonalen Augen-Hand-Fuß-Kontakt übt. Dieser Entwicklungsschritt ist sehr wesentlich für die körperliche Erfahrung von Grenzen und Mengen: Das Kind entdeckt dabei körperlich, dass es zehn Finger und zehn Zehen hat, und erfährt, wo Arme und Beine enden. Das Kind koordiniert den Kontakt der Hände im Zusammenspiel mit Mund und Füßen (Ganzkörpermuster des Greifens): So öffnet sich der Mund und die Füßchen bewegen sich zueinander, sobald die Hände Gegenstände greifen. Dies ist eine homologe Bewegung, die sich nach und nach zu einem Überkreuz-Muster wandelt. Diese

Bewegungserfahrung ist Voraussetzung fürs gute Rechnen, um nicht immer wieder die Finger – über eine angemessene Übungsphase hinaus – noch benutzen zu müssen.

Wenn das Baby bis zum vierten Lebensmonat nur auf dem Rücken gelegen hat, ist es in seiner motorischen Entwicklung bereits hintenan, denn es kann sich ja nicht vom Bauch aus auf den Rücken drehen. Wenn es jetzt nicht den überkreuzten Hand-Fuß-Griff macht, also das kreuzlaterale Muster entwickelt, um die Gliedmaßen über die Zentrallinie des Körpers zum Mund zu führen und damit körperlich zu erfahren, dass es pro Seite fünf Finger und fünf Zehen hat, kann es auch keine Mengen und Grenzen erfahren. Dieser Monat ist entscheidend in der Entwicklung, denn über diese körperlich erfahrenen Grenzen ist der Mensch später in der Lage, auch seelisch und intellektuell Grenzen zu setzen und auch die von anderen gesetzten Grenzen zu akzeptieren.

Wie viele Kinder und Jugendliche sind heutzutage nicht mehr in der Lage, mit Regeln umzugehen und sozial verträgliche Umgangsformen an den Tag zu legen? Viele Lehrer erzählen mir, dass sie einen großen Teil ihrer Unterrichtseinheiten damit verbringen müssen, mit den Kindern genau dies erst mal zu erarbeiten und immer wieder einzuüben. Es ist bei Weitem nicht mehr selbstverständlich, dass Schüler dies von Hause aus können. Im vierten Lebensmonat werden diese außerordentlich wichtigen Fähigkeiten körperlich erfahren.

Spätestens im fünften Monat wird es dann sichtbar, falls in der motorischen Entwicklung etwas nicht stimmen sollte: wenn sich das Baby nicht vom Rücken auf den Bauch drehen kann. Viele Babys schaffen das nicht und fangen dann an, sich im Kreis entweder nach links oder nach rechts herum zu drehen. Sie quengeln, weil sie unzufrieden sind, nicht das leisten zu können, was die Natur eigentlich von ihnen verlangt; den geliebten Teddybären aus beliebigen Positionen ergreifen zu können, ihn von der einen in die andere Hand zu nehmen und nicht zuletzt Dinge zum Mund zu führen. So läuft in allen von uns ein von der Natur festgelegtes Programm, das uns in die Aufrechte kommen lässt. Ist das nicht der Fall, sollte spätestens jetzt eine physiotherapeutische Begleitung eingeleitet werden.

Wenn Eltern mit ihren Babys zu diesem Zeitpunkt zu mir in die Praxis kommen, dann weiß ich, dass ich am asymmetrischen tonischen Nackenreflex, der Fechterstellung, arbeiten muss, um so dem Baby ein Rollen zu ermöglichen. Wenn dieser frühkindliche Reflex später noch zu stark aktiv ist, ist er derjenige, der sich in der schulischen Laufbahn am stärksten bemerkbar macht.

Wenn Schüler ihr Blatt vor sich liegen haben, um zu schreiben, wird häufig das Blatt schräg nach links gelegt. Es geht sogar so weit, dass es auf dem Kopf steht. Oder aber die Schrift verändert sich ab der Mittellinie und geht dann zusätzlich auch noch nach oben oder nach unten – die Zeile kann also nicht gehalten werden. Das hat damit zu tun, dass dieser frühkindliche Reflex, der sogenannte asymmetrische tonische Nackenreflex, über eine Kopfdrehung nach links oder nach rechts ausgelöst wird. In dem Moment, in dem sich der Kopf nach rechts wendet, werden automatisch der rechte Arm und das rechte Bein gestreckt. Da aber der Stift auf dem Papier gehalten werden muss, auch wenn die Augen und der Kopf dem Stift nach rechts folgen, kostet dies Anstrengungen, weil nun aus dem bewussten Teil des Gehirns gegengesteuert wird. Die „Schräglage" des Heftes und die Streckung des Beins sind Kompensationsstrategien, die in dem Moment für Schüler/-innen angenehm sind, jedoch im Laufe des Lebens immer mehr Kraft erfordern werden.

Man kann gut sehen, wenn sich unter dem Tisch immer wieder das rechte Bein streckt oder aber während des ganzen Schreibprozesses gestreckt bleibt. Der Arm würde am liebsten das Gleiche tun, darf es aber nicht, da er ja schreiben muss. Ab der Papiermitte kommt es auch noch zu vermehrt verkrampften Stifthaltungen. Die Konzentration lässt nach und die Schüler fangen an, vermehrt Fehler zu machen. Häufig ist in Arbeiten festzustellen, dass der Anfang gut war, zum Ende aber häufen sich die Fehler. Das ist eine Folge des Kräfteverzehrs aufgrund der Anstrengungen beim Schreiben.

Ein anderes typisches Verhalten kann auf dem Schulhof beobachtet werden: Ein Kind tippt einem anderen Kind auf die Schulter. Dieses dreht sich dann um und haut das andere Kind unwillkürlich mit seiner Hand.

„Du hast mich gehauen!"
„Nein, habe ich nicht!"
„Doch hast du, du lügst!"
„Ich lüge nicht."

Die Aufsichtsperson, die alles beobachtet hat, sagt zu dem Kind: *„Lüge nicht, ich habe genau gesehen, dass du das andere Kind gehauen hast."*

Das Kind hat nicht gelogen, denn es hat eine unwillkürliche Bewegung gemacht, die ausgelöst worden ist durch die Kopfdrehung. Es wird jetzt für etwas getadelt, was es gar nicht beeinflussen konnte, denn in dem Moment, in dem es den Kopf zur Seite gedreht hatte, war es hirnstammgesteuert, weil sich der asymmetrische tonische Nackenreflex nicht ausreichend im ersten Lebensjahr integrieren konnte.

Im sechsten Monat dann versucht das Baby immer wieder, mit der Hüfte hochzukommen, um in den Vierfüßlerstand zu gelangen. Schafft es dies nicht, kann der symmetrische tonische Nackenreflex (STNR) sich nicht ausreichend integrieren. Aber das ist auch nicht möglich, wenn der asymmetrische tonische Nackenreflex (ATNR) sich nicht bereits integriert hat. Man kann sich das so vorstellen, dass der vorherige „Kamerad" seinem nachfolgenden „Kameraden" keinen Platz gemacht hat, um durchzukommen, denn der STNR folgt dem ATNR.

Wenn ich das beobachte, zeige ich den Eltern, wie sie ihrem Kind helfen können, aus der Zentrierung heraus in den Vierfüßlerstand zu kommen. Dafür muss die Hüfte beweglicher werden, was sie wirklich nur dann werden kann, wenn man dem Kind körperlich zeigt, wie dies aus der Zentrierung heraus zu bewerkstelligen ist.

Im siebten Monat setzt das Kind sich aus dem Vierfüßlerstand immer wieder in den Seitsitz. Hier kann man auch sehr gut beobachten, wie dies aus der Hüfte heraus geschieht. Die Hüftbeweglichkeit gibt darüber Auskunft, inwieweit sich das Kind entwickelt. Denn wenn die Hüfte nicht beweglich ist, kann man davon ausgehen, dass sich die Kopfkontrolle auch nicht entsprechend entwickeln wird.

Bis zum achten Monat trainiert das Kind immer wieder, aus dem Vierfüßlerstand zum Krabbeln zu kommen. Dabei setzt es sich immer auf seinen Po, oder aber der Po geht hoch und der Kopf gleichzeitig nach unten. Ausgelöst werden diese Bewegungen durch eine Kopfneigung nach hinten oder nach vorne.

Wenn der oben genannte STNR sich nicht richtig integrieren konnte, setzt sich das Kind immer wieder in den Zwischenfersensitz, auch W-Sitzhaltung genannt, und belastet dadurch nur noch mehr seine Hüften und Knie, weil diese ein wenig nach außen gedreht werden. Dann zeige ich den Eltern, wie sie ihr Kind dazu anleiten, sich immer wieder auf die Fersen zu setzen. Mit ein wenig Geduld und Disziplin seitens der Eltern hat es das sehr schnell gelernt.

Kinder kommen bei diesem nicht integrierten Reflex beim Brustschwimmen mit ihrem Po nicht hoch und können ihren Körper nicht flach auf das Wasser legen. Was können sie stattdessen als Erstes? – Tauchen! Warum?

Wenn sie unter Wasser kommen, kommen sie mit ihrem Kopf in die Verlängerung der Wirbelsäule, also in die Zentrierung. Aus dieser Haltung heraus, ist es für das Kind leicht, tauchend zu schwimmen. Ich kann mich noch sehr gut daran erinnern, wie gut ich tauchen konnte, das Brustschwimmen und das Kraulen dagegen machten mir zu schaffen.

Um zu zeigen, wie sehr der nicht integrierte symmetrische tonische Nackenreflex, STNR und die deshalb mangelhafte Zentrierung uns im späteren Leben zu schaffen machen kann, schildere ich folgendes Beispiel:

Wenn man ältere Menschen schwimmen sieht, kann man häufig beobachten, dass auch sie ihren Körper nicht flach auf dem Wasser liegen haben. Vielmehr hängen die Beine nach unten und sie „paddeln", genauso wie Kinder, denen das Schwimmenlernen so schwerfällt. Bei diesen älteren Menschen sind die Kompensationsstrategien aufgebrochen, die sie bis zu einem bestimmten

Zeitpunkt noch haben flach auf dem Wasser liegen lassen. Jetzt ist die Kraft weniger geworden, es steht keine Alternativstrategie zur Verfügung und das unnatürliche Haltungsmuster kommt zum Vorschein. Ich kann heute besser flach auf dem Wasser liegen und die Beine und Arme aus der Zentrierung heraus bewegen als damals als Jugendliche.

Im achten Monat kommt das Baby endlich zum Krabbeln. Diese Bewegung ist deshalb so wichtig, weil durch das Überkreuzmuster – das immer gegenseitige und nicht gleichseitige Aufsetzen von Hand und Knie – beide Gehirnhälften aktiviert werden.

INFO

Wir haben eine *rechte und eine linke Gehirnhälfte.* Die rechte Seite steuert, vereinfacht gesagt, unsere linke Körperseite, die linke Hirnhälfte steuert unsere rechte Körperseite. Beide Gehirnhälften sind nur über einen dicken Balken verbunden, der aber mit über 250 Millionen Nervenfasern durchzogen ist. Diese Nervenfasern haben zum Zeitpunkt der Geburt noch keine isolierende Myelinschicht. Das Baby hat sich bis jetzt schon gut bewegt, viele Nervenfasern sind schon gut »verdrahtet« und isoliert. Die Überkreuzbewegungen im achten Monat verknüpfen die beiden Hirnhälften ganz gezielt miteinander. Das Baby macht damit auch einen kognitiven Schub: Hat das Kind nicht gekrabbelt, kann man das bei einigen Kindern daran erkennen, dass sie im Passgang laufen und in ihren Denkleistungen verzögert sein können.

Im neunten Monat wird der Seitsitz „erweitert" und es kommt zum Langsitz. Das Baby ist dann in der Lage, frei zu sitzen, ohne sich abstützen zu müssen. Die bereits im siebten Monat ansatzweise vorhandenen Fähigkeiten, sich selbständig durch Drehen und Rollen fortzubewegen, vervollkommnen sich.

Wenn das Baby sich auf den Knien rutschend nach vorne bewegt, ist der STNR, der symmetrische tonische Nackenreflex, nicht gut integriert worden. Wenn es sich auf dem Po sitzend mit einem Bein ausgestreckt und mit dem anderen angezogen fortbewegt, zeigt dies einen noch zu stark aktiven ATNR, den asymmetrischen tonischen Nackenreflex.

Alle Bewegungen, die das Baby bis jetzt gelernt hat, trainiert es **bis zum zwölften Monat** immer wieder – denn nur übers Üben werden die Nervenverbindungen gefestigt – bis es zum Laufen kommt.

Hatten die Reflexe bis zu diesem Zeitpunkt eine gute Chance, ausreichend integriert zu werden, dann kann ich das am Laufstil der Kinder erkennen. Sie bewegen ihre Beine aus der Hüfte heraus und nicht so, dass das Becken sich rechts und links mit jedem Schritt nach vorne schiebt. Letzteres sieht man bei ganz vielen Menschen auf der Straße.

Hat das Kind ein gutes Gangmuster aus der Hüfte heraus, kann man sagen, es kommt der körperlichen Zentrierung schon sehr nahe, denn es kann sich ökonomisch bewegen und braucht nicht so viel Kraft aufzuwenden, um einen Schritt nach dem anderen voranzukommen. Außerdem beobachte ich dann, dass es, wenn es hinfällt, sich gut abstützen kann und nicht mit dem Gesicht in den Dreck fällt.

Sind die beiden Hirnhälften gut miteinander vernetzt, so können sich kognitive Fähigkeiten, entsprechend dem Potenzial, welches das Kind von Geburt aus mitbringt, sehr viel besser entwickeln.

Ein Satz, den Eltern immer wieder von Lehrern zu hören bekommen: *„Ja, Ihr Kind hat Potenzial, es kann aber nicht drankommen."*

Dies ist genau ein Satz, der zeigt, dass keine Zentrierung vorhanden ist, weil die frühkindlichen Reflexe im ersten Lebensjahr nicht zufriedenstellend integriert werden konnten.

Wird auch nur ein Schritt in der Bewegungsentwicklung ausgelassen oder auch nicht ausreichend trainiert, so kann man davon ausgehen, dass es nicht integrierte Reflexe gibt. Dies behindert dann die Möglichkeit, in eine gute Zentrierung zu kommen.

Am Ende des zweiten Lebensjahres sollte die Kopfkontrolle vollständig ausgereift sein. Ist sie das nicht, weil in der Entwicklung im ersten Jahr Unregelmäßigkeiten aufgetreten sind, so ist diese nicht vollendete Kopfkontrolle das Grundproblem für die Schwierigkeiten, die das Kind dann im sozialen und schulischen Umfeld hat. Wird der Kopf nur über Kompensationsstrategien immer wieder justiert, erfordert dies einen immensen Kraftaufwand, der das Lernen äußerst mühsam macht.

INFO

Muskeltonus und Störungen des Muskeltonus

Der Tonus ist die Grundspannung der Muskeln des Bewegungsapparates (quergestreifte Muskulatur), der es uns ermöglicht, eine natürliche, entspannte Körperhaltung beim Stehen oder Sitzen einzunehmen. Der Tonus kann zu hoch oder zu niedrig sein. Ist er zu hoch, steht man permanent unter einer hohen Spannung (wie ein Flitzebogen). Ist er zu niedrig, versucht der Mensch, sich immer wieder aufzurichten, sackt im Oberkörper aber immer wieder zusammen und steht schief. Bei einer Tonusstörung, sowohl zu hoch als auch zu schwach, sind die Kopfhebermuskeln nicht in der Lage, den Kopf ohne Zuhilfenahme anderer Muskeln in einer aufrechten Position zu halten. Diese anderen Muskeln sind nach meinen Beobachtungen erstaunlicherweise die Muskeln in der Hüfte.

Wenn die Hüftmuskeln „helfen", müssen sie den Kopf „tragen" und verspannen sich zunehmend. Im weiteren Verlauf des Lebens führt dies zu einer Bewegungseinschränkung der Hüften, die Beine können im Yogasitz nicht locker nach außen fallen. Es tut weh oder ist zu anstrengend. Darüber ergeben sich weitere Probleme, denn Hüftgelenke und Kiefergelenke hängen funktional sehr eng zusammen. Eine Zahnspange kann ein Hinweis darauf sein, dass die Kopfkontrolle nicht stimmt. Im Laufe des Erwachsenenlebens ist es möglich, dass der Zahnarzt feststellt, dass sich die Kiefermuskeln verkürzt haben, wenn der Mund nicht mehr weit geöffnet werden kann.

Werden im vierten Monat die diagonalen Augen-Hand-Fuß-Mund-Bewegungen nicht körperlich erfahren, geht man, wie oben schon erläutert, davon aus, dass dies tiefgreifende Folgen für ein soziales Miteinander haben kann. Denn in dieser Prägephase wird ein Referenzwert für die eigenen Grenzen und die Grenzen der Mitmenschen aufgebaut. Mitfühlende Fähigkeiten, um mit anderen Menschen in Resonanz zu treten, um zu „begreifen", wie diese sich fühlen, werden auch hier erst einmal körperlich eingeübt. Erst die verinnerlichte körperliche Erfahrung führt zu emotionalem Verständnis.

Kinder mit einem noch aktiven tonischen Labyrinth-Reflex, der ebenfalls ein frühkindlicher Reflex ist, nehmen die Füße parallel zum Mund, das heißt, sie greifen den rechten Fuß mit der rechten Hand und den linken Fuß mit der linken Hand. Kinder mit einem noch aktiven asymmetrischen tonischen Nackenreflex können den Fuß nicht richtig greifen, er geht zur Seite weg. Kinder mit einem noch aktiven symmetrischen tonischen Nackenreflex strecken die Beine, sobald sie den Kopf anheben.

Werden diese Verhaltensweisen beobachtet, besteht sofortiger Handlungsbedarf. Je früher eine physiotherapeutische Behandlung eingeleitet wird, desto weniger haben diese falschen Bewegungsmuster die Möglichkeit, sich im Gehirn zu verankern.

Die oben beschriebene zeitgerechte Abfolge entspricht einer natürlichen Entwicklung, in der auch das Gehirn heranreift. Aus der Hirnforschung ist mittlerweile bekannt, dass das erste Lebensjahr entscheidend ist für die Hirnentwicklung.

Mir ist von einer Kinderärztin der älteren Generation gesagt worden, dass ein Abweichen von zirka zwei Wochen von diesem „Zeitplan" unbedingt ein Hinweis auf unzureichende motorische Reife und damit eine nicht altersgerechte Hirnreife sei.

Jegliches Auslassen eines Entwicklungsschrittes oder ein Robben in den verschiedensten Ausprägungen sind Hinweise für nicht zeitgerecht und/oder ausreichend integrierte frühkindliche Reflexe. Und das bedeutet, dass das Baby weit entfernt ist von einer körperlichen Zentrierung.

Abschließend möchte ich Sie auf ein Phänomen aufmerksam machen, das ich zunehmend beobachte:
Babys lernen durchs Nachahmen. Ihre Art der Kommunikation ist als Erstes ein Lächeln, das sie der Mutter erwidern. Ihre Kommunikation entwickelt sich weiter, indem man mit ihnen auch während des Spazierengehens spricht, ihnen erzählt: „Hier ist ein Vogel" oder „Schau mal, welch schöne Farben der Schmetterling hat", und so weiter. Kinder lernen dadurch, ihren Orientierungsreflex, der von ihrer Umwelt erst geprägt wird, zu entwickeln.

Immer mehr sehe ich, dass Mütter oder Väter die Kinderwagen mit ihrem Kind teilnahmslos vor sich her schieben und sie

„kommunizieren" mit ihrem Smartphone anstatt mit ihrem Kind! Wie sollen Kinder dann noch sprechen lernen? Eine Ergotherapeutin erzählte mir, die Sprache unserer Kinder werde immer ärmlicher. Und das liegt nicht an den Kindern.

In einer Doktorarbeit mit dem Titel „Die Bedeutung der Mutter-Kind-Interaktion im Säuglingsalter für die kognitive Entwicklung im frühen Kindesalter" aus dem Jahr 2010 untersuchte die Doktorandin Annette Schneider diese Zusammenhänge.[2]

Die Ergebnisse aus ihren Erhebungen zeigten, dass Kinder, mit denen schon vom Babyalter an gesprochen wurde, im Alter von zweieinhalb Jahren auffällig bessere kognitive Fähigkeiten (Summe aus dem IQ und Sprachfertigkeiten) aufwiesen als Kinder, mit denen sich die Mütter weniger beschäftigten.

Weiter möchte ich dazu ein Zitat aus der Arbeit aufführen: *„Kinder, die die Signale ihrer Mutter zeitnah beantworteten, erreichten im Alter von 30 Monaten einen höheren sprachgebundenen kognitiven Entwicklungsstand als Kinder, die sich wenig reaktiv verhielten. Angenommen werden kann, dass ein Säugling, der seiner Mutter zeitnah antwortet, selbst wiederum von der Mutter adäquate Rückmeldungen erhält. Außerdem wird die Reaktivität des Kindes auch als ein Merkmal seiner Fähigkeit zur zeitnahen Informationsverarbeitung betrachtet, was das Lernen von Zusammenhängen begünstigt."*

Also ist es wissenschaftlich seit nunmehr neun Jahren belegt, wie wichtig es ist, mit Kindern schon im frühen Babyalter zu reden. Also weg mit den Smartphones, wenn man mit seinen Kindern im Kinderwagen spazieren geht!

2] http://geb.uni-giessen.de/geb/volltexte/2011/8202/pdf/SchneiderAnnette_2010_10_14.pdf, abgerufen am 2.8.2019.

3.5. Frühkindliche Reflexe weder testen noch auslösen

Mehrfach habe ich schon betont, dass Reflexe keinesfalls über das erste Lebensjahr hinaus immer wieder getestet werden dürfen. Wenn Sie bei einem Therapeuten sind, der das macht, bitte fragen Sie, welchen therapeutischen Nutzen dies für das Kind hat. Wenn er Ihnen keine für Sie zufriedenstellende Antwort geben kann, verbitten Sie sich, dass es zu weiteren Testungen kommt.

Tatsache ist: Solche Tests sind schlichtweg überflüssig, denn es gibt mittlerweile umfangreiche Literatur darüber, bei welcher Verhaltensauffälligkeit welcher Reflex noch nicht integriert worden ist. Das kann nachgelesen (siehe auch im Literaturverzeichnis ab Seite 104) und eindeutig beobachtet werden und braucht demzufolge nicht mehr getestet zu werden.

Als ich im Jahr 2001 das Testen der frühkindlichen Reflexe an mir selbst erfahren musste, war ich danach vollkommen irritiert. Ich konnte mich nicht mehr gut orientieren, mir war schummrig, ich war unaufmerksam, ich wurde leicht aggressiv und mir wurde immer wieder schlecht. Alles in allem hatte ich das Gefühl, mir sei der Boden unter den Füßen weggezogen worden.

Diese Verschlechterung meines Befindens – im Grunde hatte ich ja genau das Gegenteil von den Wirkungen des Tests, nämlich Hilfe zum Wohlbefinden erwartet – beunruhigte mich ebenso wie sie mich anspornte, herauszufinden, was sich da in meinem Körper abgespielt hatte. Die erste Erkenntnis: Verschlechterungen des Befindens traten nicht nur bei mir ein, sondern bei den meisten, die getestet wurden – das wirkte zwar einerseits tröstend, „auch anderen geht es so", blieb jedoch nach wie vor gänzlich unbefriedigend. Wohlbefinden erreichen – das war das Ziel.

Beeinträchtigungen erleiden, nur weil ein Anwender meinte, er müsse frühkindliche Reflexe testen?

Bis heute konnte mir noch niemand zufriedenstellend erklären, warum diese Tests durchgeführt werden, jedoch habe ich mir in den vergangenen Jahren fundierte Kenntnisse erarbeitet, die zeigen, dass das Testen frühkindlicher Reflexe nicht nur überflüssig, sondern sogar schädlich ist.

Denn wenn ein Kind, ein Jugendlicher oder auch ein Erwachsener getestet wird, um zu überprüfen, ob einer der Reflexe noch aktiv ist, wird dadurch seine Kompensationsstrategie aufgebrochen, die sich sein Körper „mühsam erarbeitet" hat, um mit den Unzulänglichkeiten, die sich wegen nicht integrierter frühkindlicher Reflexe ergeben haben, zurechtzukommen. Erinnern wir uns daran, dass der Ursprung der frühkindlichen Reflexe im unbewussten Teil des Gehirns, dem Hirnstamm, liegt. Bis vor einigen Jahren dachte man noch, dass die frühkindlichen Reflexe im emotionalen Teil beheimatet sind, was natürlich nicht stimmen konnte. Denn auch Reptilien haben Reflexe, aber kein emotionales Gehirn. Das heißt, dass der jeweilige Reflex in dem Moment der Testung gereizt wird. Damit ist der Körper des Getesteten überfordert. Das Gehirn bekommt so die Information, es gehe ums Überleben, fängt daraufhin an, auf unterschiedlichste Art im Überlebensmodus zu reagieren und hat dadurch massiven Stress.

Hier nochmals einige Beispiele: Dem Getesteten wird es komisch bis schlecht, die Person wird aggressiv, Schwindel kann sich bemerkbar machen, die Kommunikationsfähigkeit ist verquer, weil ja nicht mehr aus dem bewussten Teil des Gehirns AGIERT wird, sondern aus dem unbewussten Teil wird nur noch REAGIERT – dies dann natürlich einerseits in Überreaktionen oder aber unter

Umständen andererseits auch apathisch. Der Getestete befindet sich im Überlebensmodus. – Wer will das schon?

Vor diesem Hintergrund vertrete ich meinen Ansatz.

Die mangelnde Integration von frühkindlichen Reflexen geht einher mit einer mangelnden Zentrierung.

Nicht gut integrierte Reflexe zeigen sich am deutlichsten in einer nicht natürlichen Muskelspannung. Viele Menschen haben eine zu hohe Muskelspannung. Die meisten heutzutage jedoch – und insbesondere die Kinder und Jugendlichen – haben eine zu schlaffe Muskelspannung, was sehr viel anstrengender ist. Denn diese Menschen haben noch unzureichendere integrierte Reflexe als die Menschen, die einen überhöhten Muskeltonus haben. Denn um in der Körperhaltung – Geierhals und Hohlkreuz – nicht immer wieder zusammenzufallen, muss auf die zu schwache Muskelspannung eine hohe Muskelspannung „drübergelegt" werden. – Das ist auf Dauer sehr erschöpfend.

Sichtbar wird dies in gekrümmten Haltungen, die Person kann nicht ruhig sitzen, der Kopf wird beim Sitzen abgestützt, ein freies Stehen ist kaum möglich, sie muss sich immer irgendwo anlehnen. Das ständige „Lümmeln" stellt ebenfalls eindeutig eine Kompensationsstrategie dar: Von Zentrierung keine Spur. Wichtig ist es, dass Kinder NICHT ständig Übungen machen, die zur Auslösung der jeweiligen Reflexe führen.

Betrachten wir als zentrales Beispiel den Spinalen Galant-Reflex, der zum Beispiel fürs Einnässen mitverantwortlich ist. Er wird, wie schon erwähnt, ausgelöst durch ein Streichen rechts und links der Wirbelsäule von oben nach unten. Wenn zum

Beispiel durch die Übung, bei der ein Kind auf dem Rücken liegt, die Beine lang ausgestreckt oder angezogen, und eine Begleitperson schaukelt den Körper des Kindes immer wieder von oben nach unten, wird dadurch der Spinale Galant-Reflex gereizt.

Wie ich immer wieder höre, verstärkt sich in Folge dieser Übung das Einnässen nur noch mehr und manche Kinder fangen sogar an, einzukoten.

Doch mit dieser Übung wird nicht nur der Spinale Galant-Reflex gereizt, sondern alle Reflexe, die über eine Kopfneigung nach hinten und vorne ausgelöst werden, weil beim Schaukeln der Kopf nach hinten wegkippt.

Somit werden die anderen Reflexe quasi nebenbei mit ausgelöst, obwohl sie bereits ganz gut integriert worden waren, und es werden hier Kompensationsstrategien in dem Maße aufgebrochen, wie bei Betroffenen, bei denen diese Reflexe schlecht integriert wurden. Diese Auswirkungen von Übungen zum Spinalen Galant-Reflex können nicht gewollt sein.

Die Gefahr derartiger Auswirkungen besteht bei nahezu allen Tests und ihren je nach Behandlungssystem dazugehörigen Übungen der frühkindlichen Reflexe. Dabei bleiben die Reaktionen der Kinder auf die einzelnen Übungen stets abhängig davon, inwieweit Kompensationsstrategien bei ihnen aufgebrochen werden. Je weniger das passiert, umso mehr können die Kinder profitieren.

Mein Ansatz ist, dieses zuvor beschriebene Schaukeln aus der Zentrierung heraus zu initiieren. Dann fühlt es sich für die Betroffenen ganz anders an und die Gefahr unerwünschter Auswirkungen, durch das quasi nebenbei erfolgte Auslösen anderer Reflexe, bleibt minimal. Das gilt für alle anderen Übungen auch. Jedoch würde ich bei einem aktiven Spinalen Galant-Reflex aus der notwendigen Abwägung der Risiken die Schaukelübung auf keinen Fall anwenden.

Ein Kind, das ich in die Zentrierung lege, erfährt ein Wohlbefinden, das es vorher nicht hatte, und das Nervensystem beruhigt sich wieder. Dies zeigt ein Fall zu dem geschilderten Test des Spinalen Galant-Reflexes. Nachdem ich in so einem Fall der Mutter geraten hatte, die Schaukelübung sofort einzustellen, hörte das Kind schlagartig wieder auf einzukoten und das Einnässen verlor sich durch sanfte Übungen aus dem ***BalanceHIRO***®-Programm.

Das geht nicht immer so einfach. Ich arbeite außerdem kinesiologisch, und zwar mit der *Neuroenergetischen® Kinesiologie* nach Hugo Tobar.

INFO

Kinesiologie existiert im Jahr 2019 bereits seit 54 Jahren und ist ein Oberbegriff wie Medizin. Die Neuroenergetische® Kinesiologie gibt es seit ca. 18 Jahren und basiert auf den laufenden Hirnforschungsergebnissen. Sie arbeitet mit dem sogenannten Verweilmodus, der nur in der Richtung der Kinesiologie angewandt wird, die ihre Grundlagen in der Applied Physiology haben. In der Applied Physiology wird der Muskeltest des Klienten, bevor irgend etwas getestet wird, daraufhin überprüft, ob er überhaupt aussagekräftig ist, sich in der sogenannten Homöostase befindet. In keiner anderen Kinesiologierichtung wird der Muskeltest vorab darauf überprüft. Ich empfehle jedem, der den Muskeltest in seiner Arbeit mit nutzt, zumindest die Technik des exakten Muskeltestens zu erlernen.

Um es nochmals zu betonen, man darf auf keinen Fall irgendwelche Übungen machen, die frühkindliche Reflexe reizen.

Damit befährt man, bildlich gesprochen, „die Reflexautobahn", die aber ab Ende des ersten Lebensjahres entwicklungsbedingt „gesperrt" ist und nicht mehr befahren werden darf.

Es gilt, alle Reflexe in Ruhe zu lassen und sich ausschließlich um die Zentrierung zu kümmern, die nicht ausreichend vorhanden ist.

Ich kann es auch damit vergleichen, dass, wenn ich friere, ich nicht auch noch im Badeanzug in die Kälte gehe. – Ich mache das Gegenteil: Ich ziehe mir etwas Wärmeres an und fühle mich damit wohler.

Genauso ist es hier: Die noch aktiven Reflexe haben zu den vielfältigsten Kompensationsstrategien geführt, damit die Person überhaupt klarkam. Reizt man die Reflexe jetzt wieder, indem sie durch entsprechende Testungen und die folgenden Übungen ausgelöst werden (wie im Badeanzug in der Kälte), so führt dies zu einer Verschlimmerung, weil dem Körper (noch) keine Alternativstrategie zur Verfügung steht.

Und diese Alternativstrategie heißt: die körperliche Zentrierung. Wie diese aussieht, beschreibe ich in meinem Buch *„Zentrierung – Reflexintegration zur Lösung von körperlichen Haltungsproblemen"* sowie im nächsten Kapitel. Aus der Zentrierung heraus können fast alle Übungen gemacht werden, denn es werden keine Reflexe ausgelöst. Zeigen mir die Klienten die jeweilige Übung, die sie machen, und ich zeige ihnen dann, wie sie genau die gleiche Übung aus der Zentrierung machen können, erleben sie die Übung wie neu und als sehr angenehm. Wenn die Person die Übung zum zweiten Mal macht, fühlt sie sie schon ganz anders und staunt darüber, was sich schon verändert hat.

Übrigens: Alle Übungen, die ich anbiete, dürfen nur ein angenehmes Gefühl hervorrufen, und nicht ich sage, wie lange und ob die jeweilige Übung gemacht werden soll, sondern der Klient, egal ob es ein Kind, ein Jugendlicher oder ein Erwachsener ist.

Sobald ein Klient sagt, dass es ihm nicht angenehm ist, wird die Übung sofort beendet, weil das Gehirn und damit der Körper in diesem Moment noch überfordert ist. Körperliches Unwohlsein ist ein eindeutiger Hinweis darauf, dass das Gehirn zu dem Zeitpunkt überfordert ist und nicht etwas Förderliches abspeichert, sondern etwas, das unter Stress gelernt wird. Damit wird unter Umständen wieder eine neue Kompensationsstrategie aufgebaut.

4. | Zentrierung – eine Kompaktanleitung

Im Folgenden beschreibe und zeige ich Übungen, die dazu geeignet sind, der Zentrierung immer näherzukommen.

Die Heta-Übung führt den Körper in eine Entspannung und dadurch zu einer Aufmerksamkeit, die Sie brauchen werden, um die aktiven Übungen aus dem Stehen heraus durchführen zu können.

4.1. Die Heta-Übung

Die Heta-Übung dient, genauso wie verschiedene andere Übungen aus dem ***BalanceHIRO***®-Programm, der Entspannung des Körpers. Diese Übung kann die Wahrnehmung innerhalb kurzer Zeit verändern. Es ist die erste Übung, die ich in meinem Kurs machen lasse. Die Teilnehmer haben danach entspannte Gesichter, sie werden innerlich ruhiger, und ihre Aufmerksamkeit steigt.

Wie bei allen anderen Übungen gilt auch bei dieser Übung, dass sie in keiner Position Schmerzen verursachen darf. Ein sogenannter „Wohlfühlschmerz" ist erlaubt, nur wenn es zu viel wird, beenden Sie bitte die Übung sofort.

Bleiben Sie, wenn es geht, so lange liegen, bis Sie meinen, der Körper zerfließt in den Boden. Bei den meisten ist das nicht direkt beim ersten Mal der Fall, jedoch: Übung macht den Meister. Wenn

Sie dann noch realisieren, dass sich das Wohlbefinden nachhaltig verbessert, machen Sie die Übung freiwillig regelmäßig.

Noch ein Wort zur Atmung:

Die Zunge liegt während der Übung unten im Mundraum vor den Zähnen des Unterkiefers. Atmen Sie durch die Nase ein, die Luft entweicht bei der Ausatmung durch den geöffneten Mund. Wenn Sie den Mund nicht leicht öffnen können, atmen Sie auch durch die Nase aus, die Zunge bleibt jedoch unten.

Üben Sie auf dem Boden und nicht im Bett, da sich hier der Körper dem Boden anpassen muss und nicht umgekehrt, die Matratze dem Körper.

Sie können sich die Übung auch auf meinem YouTube-Kanal ansehen: **https://bit.ly/30LnCwO**

Übung aus dem *BalanceHIRO*®-Programm

Legen Sie sich flach auf den Bauch. Die rechte Hand unter die Stirn legen, das linke Bein aus der Hüfte heraus anheben, abspreizen und so ablegen. Die linke Hand auf die rechte Hand legen, das rechte Bein abspreizen und ebenso ablegen. Die Fersen fallen, so weit es geht, nach innen. In Gedanken gehen Sie den Körper von oben nach unten durch und beobachten, wie er sich anfühlt. Dabei auf den Atem achten, wie zuvor beschrieben. Die Beine wieder eines nach dem anderen in die Mitte bringen.

Die Hände nacheinander unter der Stirn wegziehen und rechtwinklig mit den Handflächen nach unten rechts und links vom Kopf ablegen. Danach den Kopf nach rechts drehen, leicht in Richtung Brust senken und anschließend den linken Arm nach unten neben den Körper angewinkelt ablegen, dabei zeigt die Handfläche nach oben. Heben Sie die rechte Hüfte an und legen Sie sich dann auf die linke Seite. Die Beine folgen, dabei wird das untere Bein nach vorne gezogen, das obere kommt, so weit es geht, gestreckt darauf zum Liegen. Die Ferse des unteren Beines sollte in keinem Fall unter dem oberen Bein nach hinten hervorschauen. In dieser Stellung so lange liegen bleiben, wie Sie es als angenehm empfinden. Dabei auf den Atem achten und die Wahrnehmung auf den Körper richten – von oben nach unten.

Um wieder in die Ausgangsposition zu kommen, wird zuerst der Unterkörper auf den Boden gebracht. Danach den angewinkelten Arm neben den Kopf legen, dann erst den Kopf in die Mitte drehen. Drehen Sie den Kopf nach links, senken Sie ihn leicht in Richtung Brust und legen Sie anschließend den rechten Arm nach unten neben den Körper angewinkelt ab; die Handfläche zeigt nach oben. Heben sie die linke Hüfte an und legen Sie sich auf die rechte Seite. Die Beine folgen in der Weise wie beim Liegen auf der linken Seite, nur seitenverkehrt. In dieser Stellung so lange liegen bleiben, wie Sie selbst es als angenehm empfinden. Dabei auf den Atem achten und den Körper von oben nach unten wahrnehmen. Dann wieder in die Ausgangsposition kommen: Zuerst den Unterkörper auf den Boden bringen, danach den abgewinkelten Arm neben den Kopf legen und erst dann den Kopf in die Mitte drehen.
Diesen Ablauf auf beiden Seiten je zwei Mal wiederholen.

Um aufzustehen, bringen Sie die Beine zunächst wieder einzeln in die Mitte, indem sie aus der Hüfte heraus angehoben werden. Danach wird der rechte Arm mit der Handfläche nach unten ganz nach oben ausgestreckt, der linke Arm wird wieder rechtwinklig mit der Handfläche nach unten neben den Kopf gelegt und der Kopf nach links gedreht. Der Körper wird dann ganz auf die rechte Seite gedreht, danach werden die Beine gleichzeitig angewinkelt. Ziehen Sie sich langsam hoch, indem Sie sich mit der linken Hand abstützen und den rechten Arm gleichzeitig mitziehen. Wenn Sie fast oben sind, lösen Sie die linke Hand vom Boden und bringen sie zur Seite. Die Beine kommen mit einem Schwung um 180 Grad nach vorne, damit Sie eine sitzende Position erreichen.

4.2. Bewegungsabfolgen für eine zentrierte Haltung

Die nachfolgende Bebilderung der Übungen mit meinem Wing-Tsun-Lehrer verschafft Ihnen die Möglichkeit, sie nachzumachen und so für sich selbst etwas zu tun, falls Sie bei sich erkannt haben, Ihre Haltung könnte verbesserungswürdig sein.

Dabei gilt es zu beachten, dass die Übungen langsam und ohne Schmerzen ausgeführt werden. Sobald der Körper Schmerzen verspürt, geht er sofort wieder in die Kompensation. Das soll nicht passieren. Der Körper soll allmählich eine gesunde Körperhaltung einnehmen können, und das braucht Zeit.

Daher machen Sie die Übung bitte nur so weit und so lange, wie Sie nicht das Gefühl haben, in die Überforderung zu gehen. Herausfordern dürfen Sie sich.

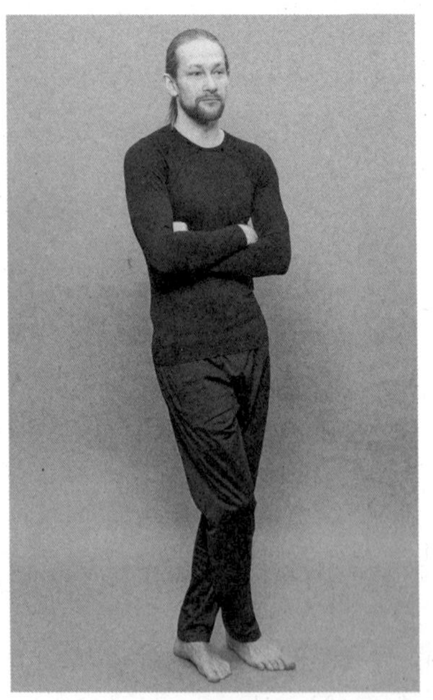

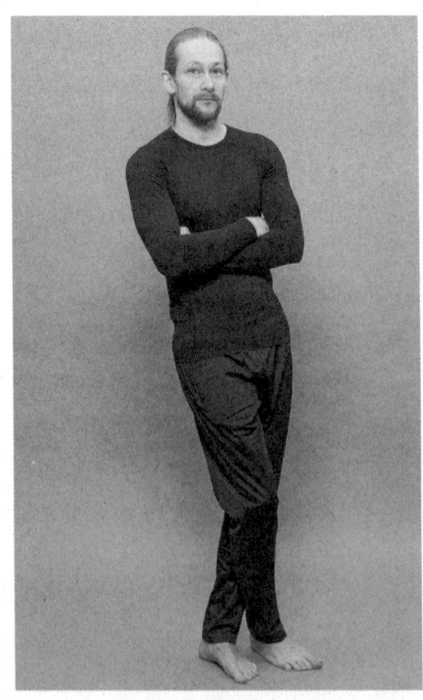

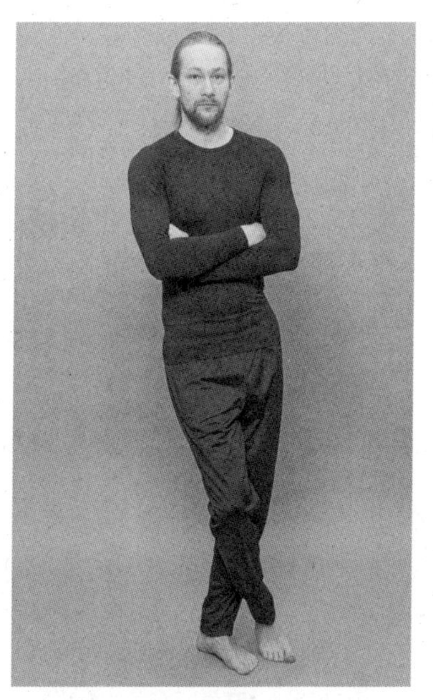

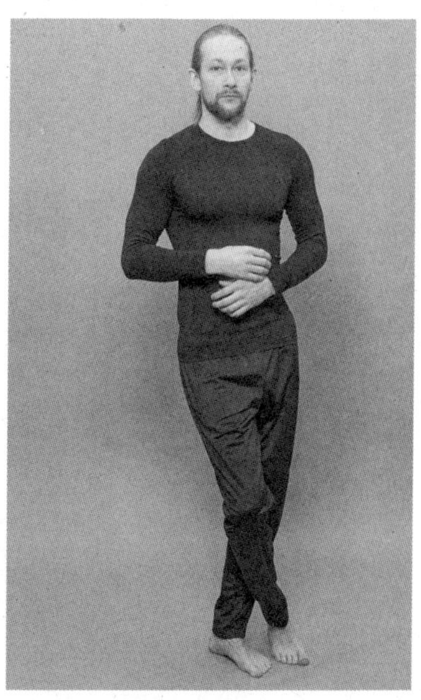

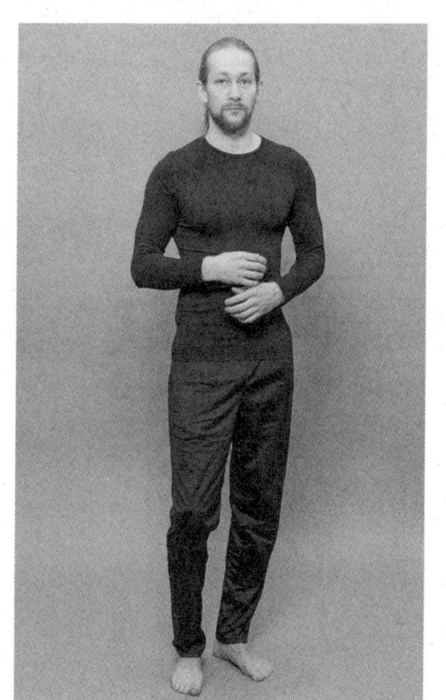

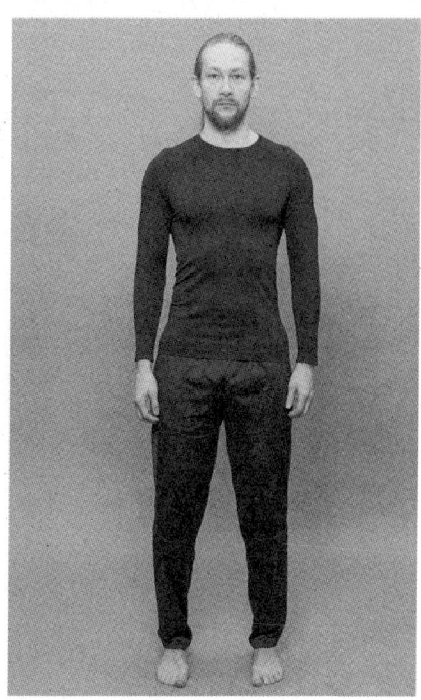

Viele Menschen stehen in dieser Haltung – wenn auch nicht immer im vollständigen Reflex-Muster. Zumindest die überkreuzte Beinhaltung ist an „jeder Ecke" zu sehen.

Wenn Sie feststellen, dass dies eine bevorzugte Haltung von Ihnen ist, so wissen Sie jetzt, dass sie eine Kompensationshaltung ist. Und es ist gut, wenn Sie diese zugunsten einer zentrierten Haltung, wie auf Seite 69, das Foto rechts unten, aufgeben.

Nachfolgend sehen Sie sehr schön den Geierhals und das Hohlkreuz. Wenn Sie anfangen, diese Haltung zugunsten einer zentrierten Haltung, so wie es mein Trainer darstellt, langsam zu verändern, werden Sie feststellen, dass Sie sich immer besser fühlen. Das geht natürlich nicht von heute auf morgen. Pilates ist hierfür übrigens auch eine gute Sportart, dies langsam zu erreichen.

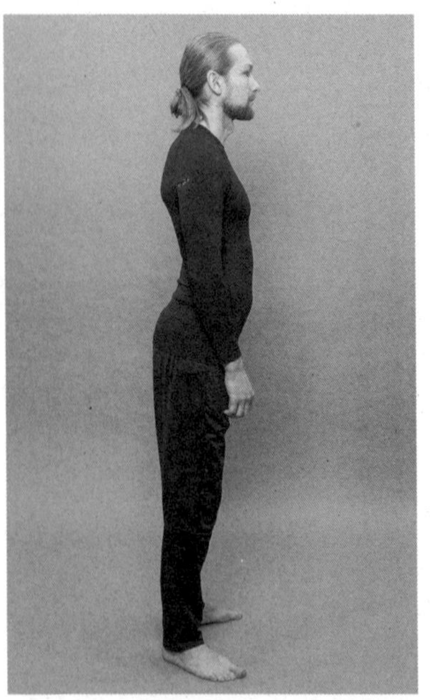

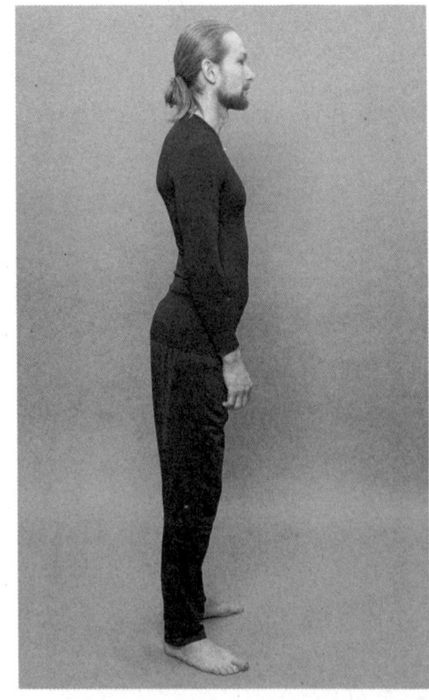

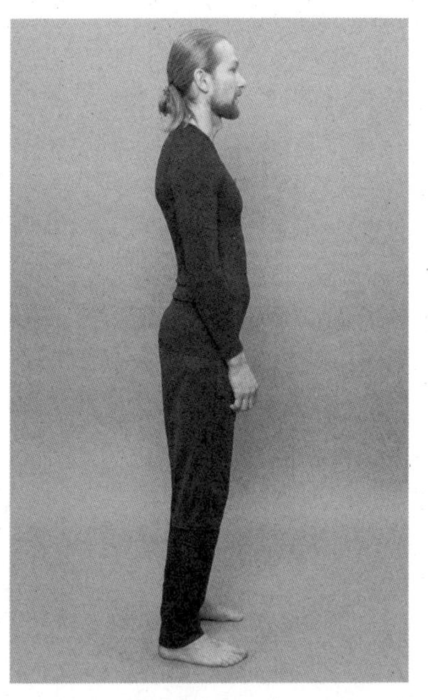

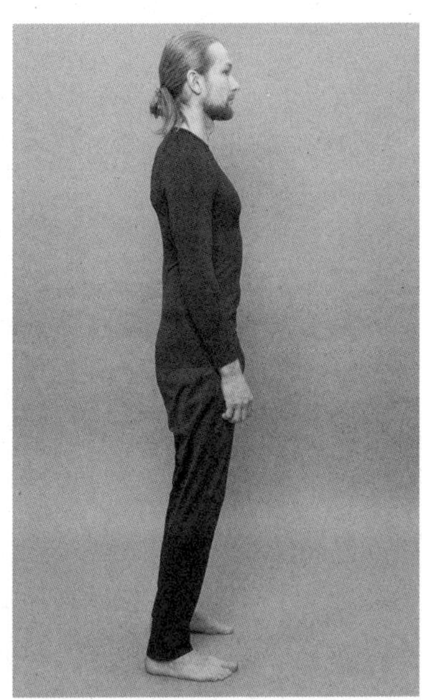

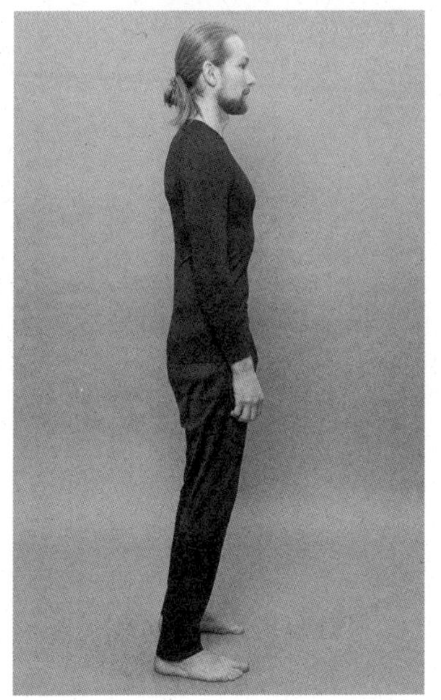

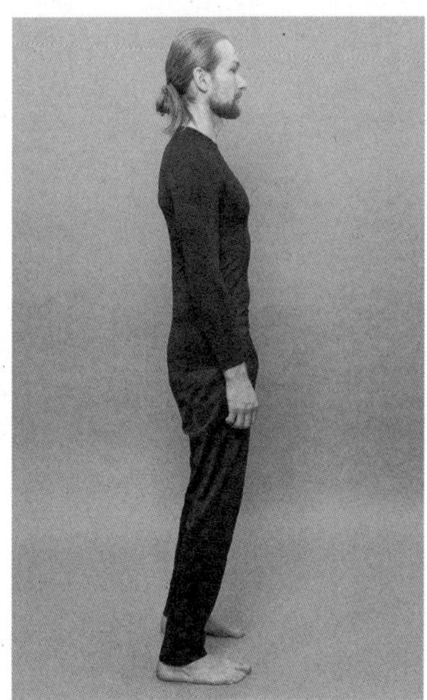

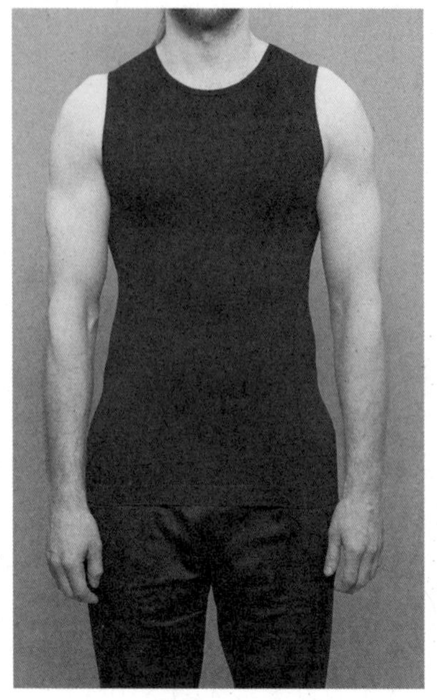

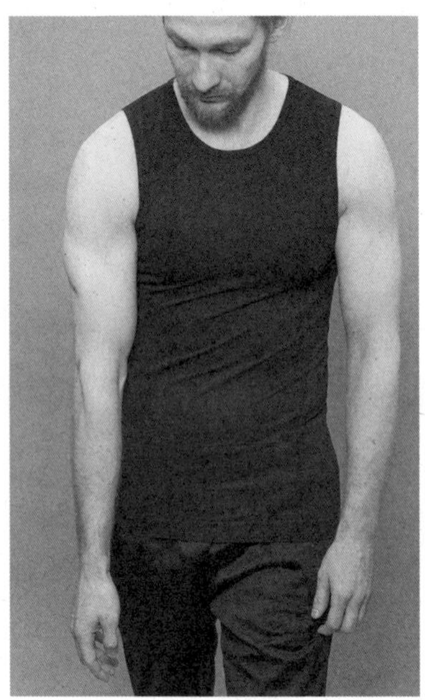

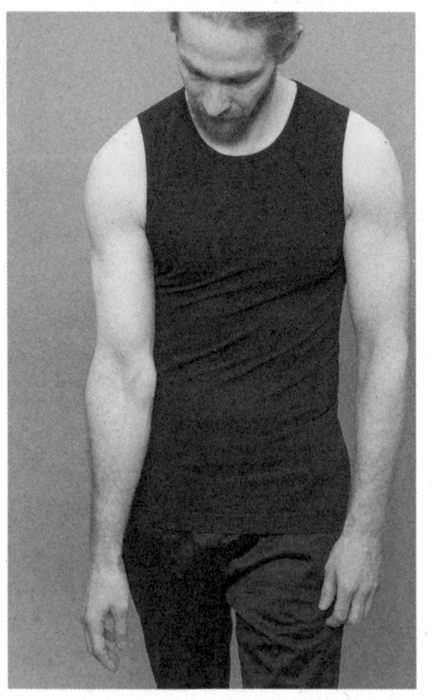

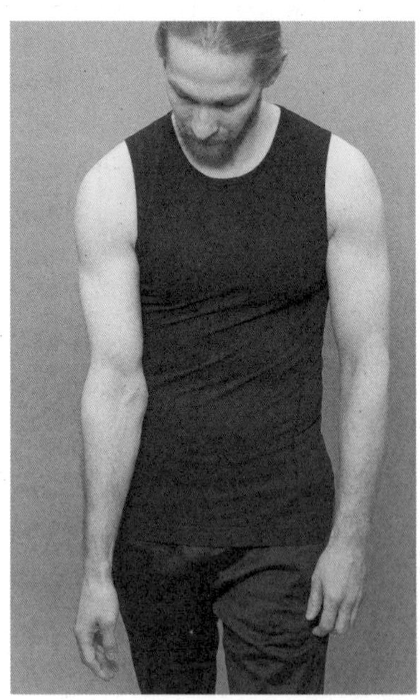

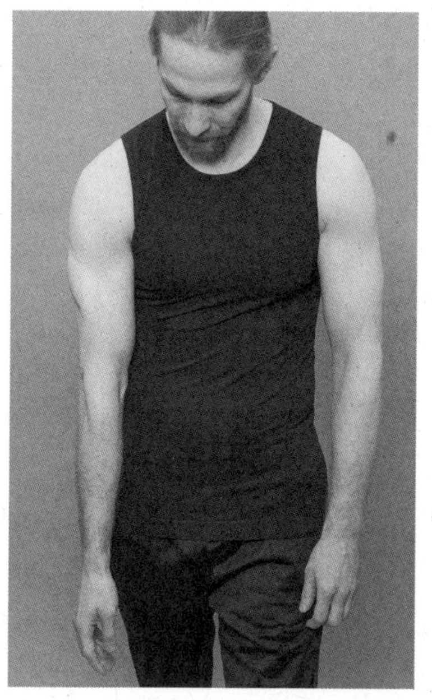

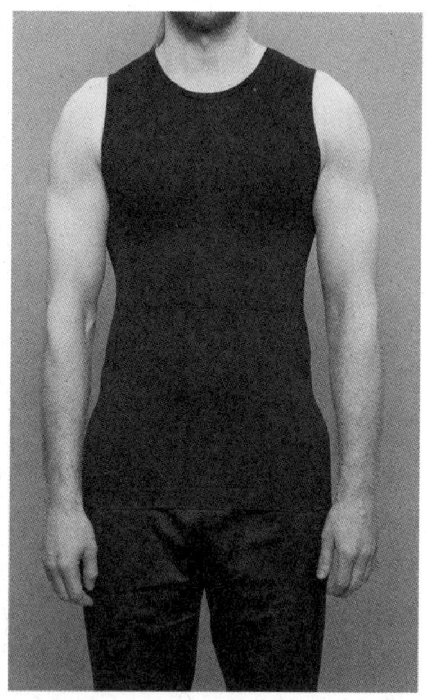

Das erste Bild auf Seite 72 zeigt eine zentrierte Haltung der Arme. Wie Sie sicherlich feststellen können, ist diese kaum bei einem Menschen zu sehen. Um sie zu erreichen, üben Sie, nur das Ellenbogengelenk zu drehen. Wenn Sie das in dieser Haltung noch nicht schaffen, stützen Sie Ihre flache Hand an einer Wand ab und drehen dann isoliert das Ellenbogengelenk.

Wenn Sie beim Einkaufen Ihre Einkaufstüten tragen, bemühen Sie sich, das Ellenbogengelenk nicht nach außen zu drehen, sondern in die zentrierte Haltung zu bringen.

Die Bildabfolge der Seiten 74 bis 76 zeigt, wie über eine Seitwärtsdrehung aus der Hüfte heraus, mit den ausgestreckten Armen – die Hände auf der Mittellinie führend – zunächst nur der Oberkörper bewegt wird. Ab dem dritten Bild auf Seite 75 kommt der Unterkörper mit einer leichten Drehung der Füße mit. Dies passiert auch erst nur aus der Hüfte, die Beine und Füße werden nur „mitgezogen".

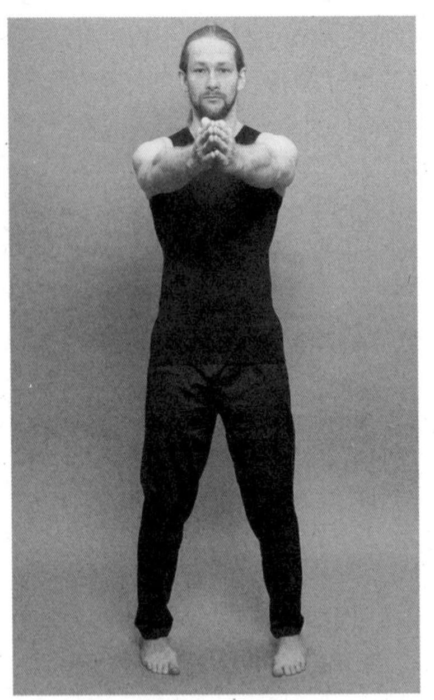

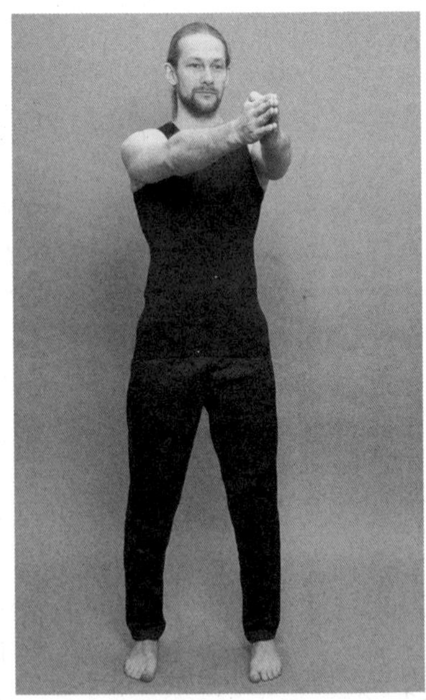

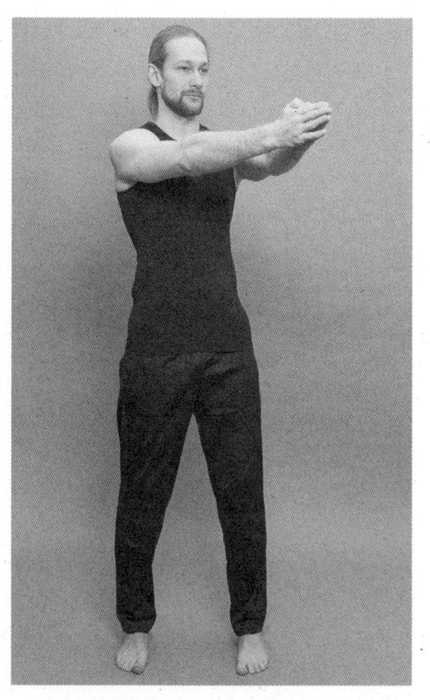
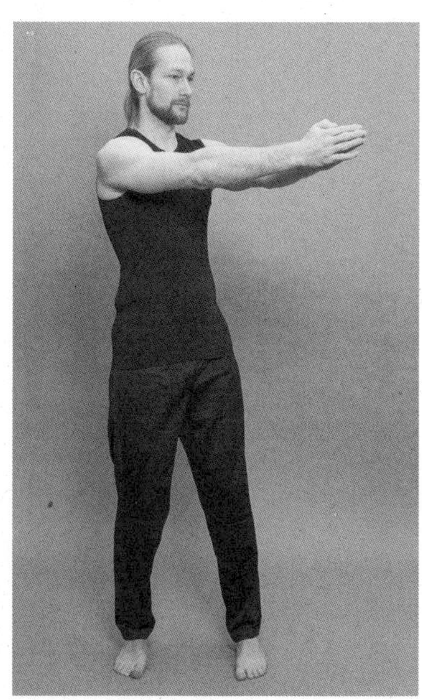
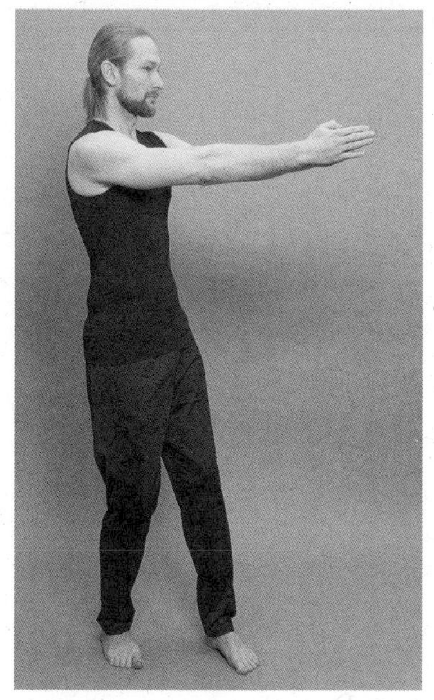
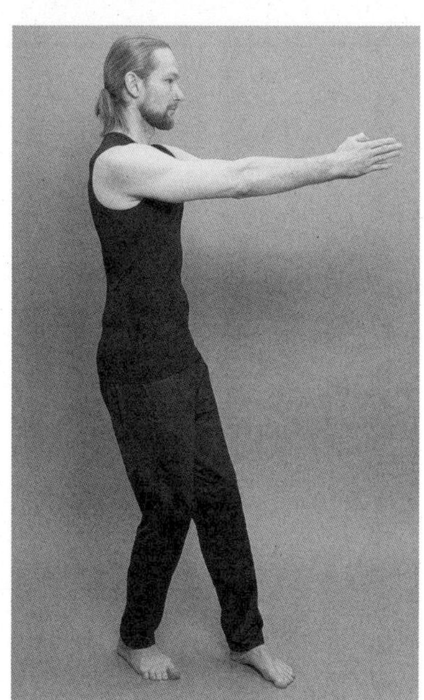

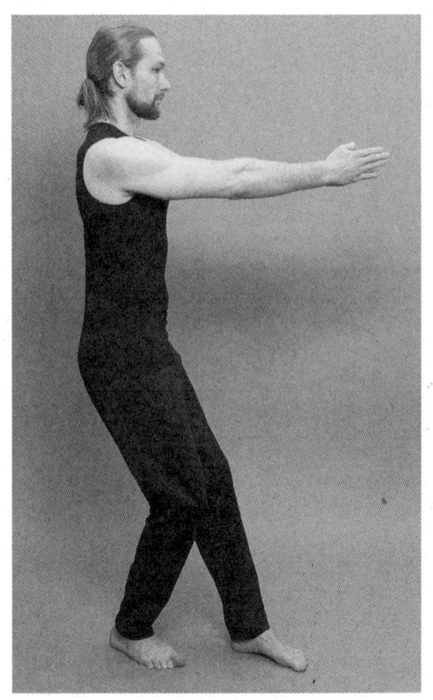

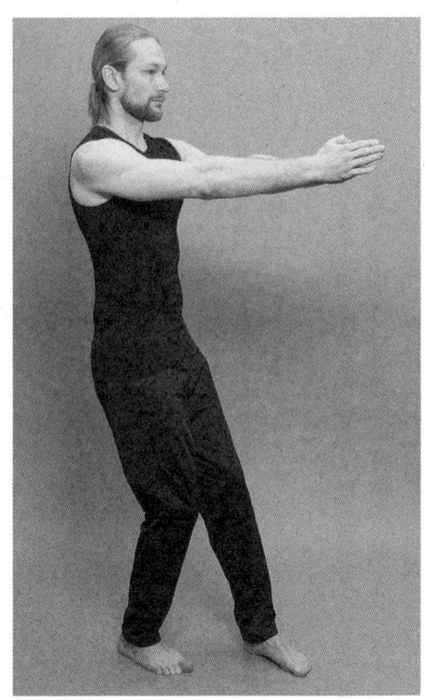

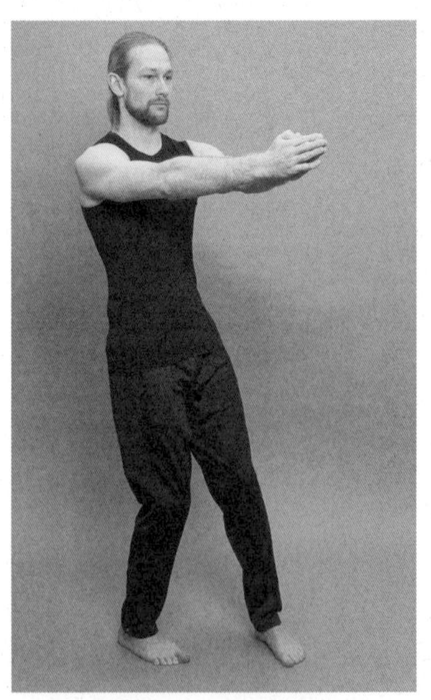

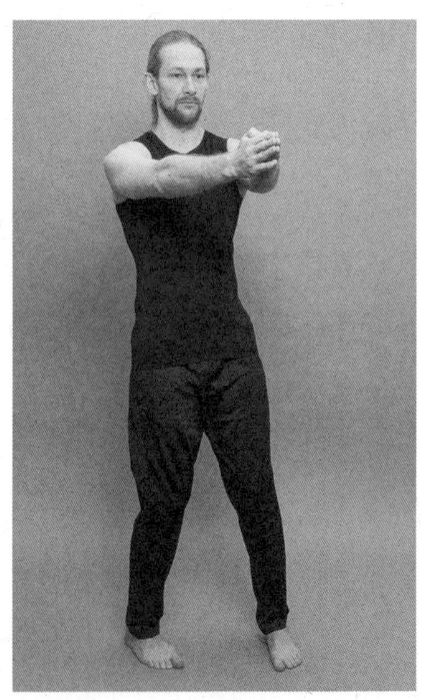

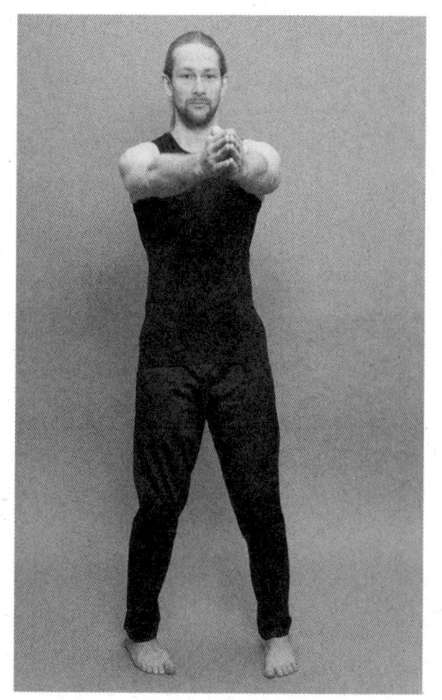

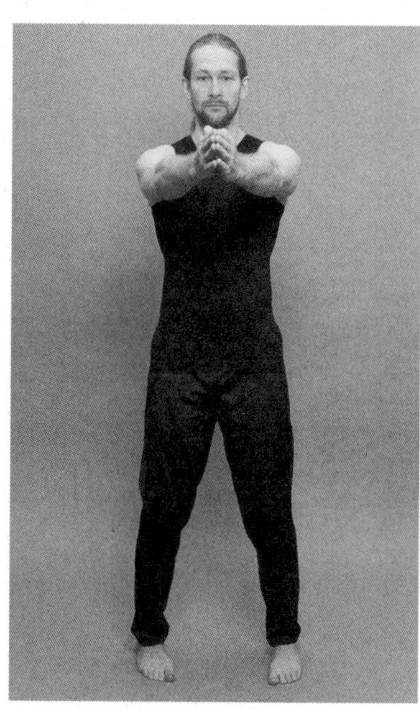

Die Bilderfolge auf den Seiten 78 bis 80 zeigt, wie nur die Beine aus dem Unterkörper heraus bewegt werden, wobei die Hände genau vor der Zentrallinie gehalten werden.

Bitte beachten Sie auch hier, dass Sie das nicht von heute auf morgen bewerkstelligen können. Je weniger Sie mit dem Oberkörper mitarbeiten, desto mehr kommen Sie in die Zentrierung. Sobald Sie merken, dass Ihr Oberkörper „Einsatz" zeigt, hören Sie auf, denn sonst gehen Sie wieder in eine Kompensationshaltung.

Es heißt immer: Weniger ist mehr! – Dafür aber exakt!

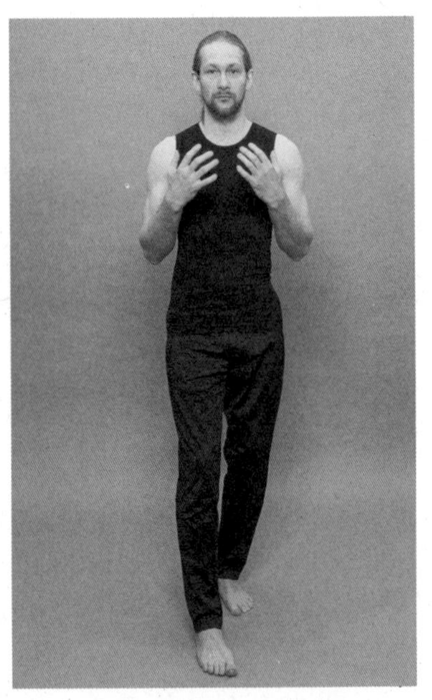

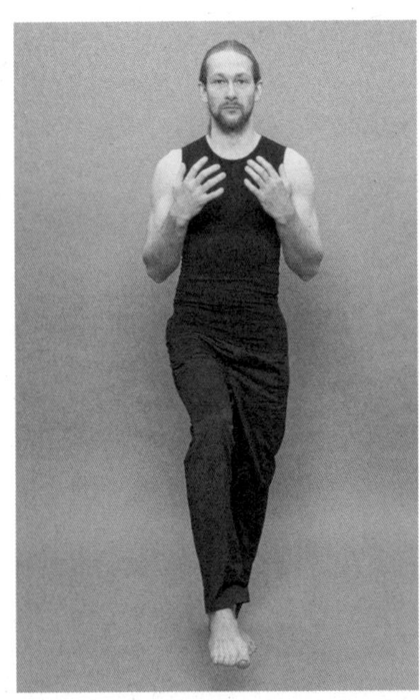

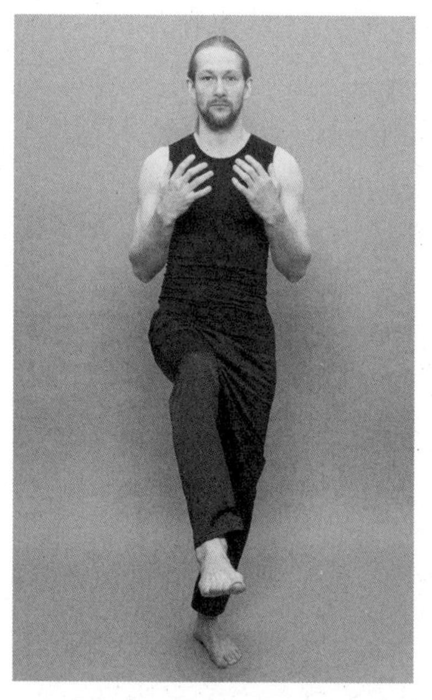
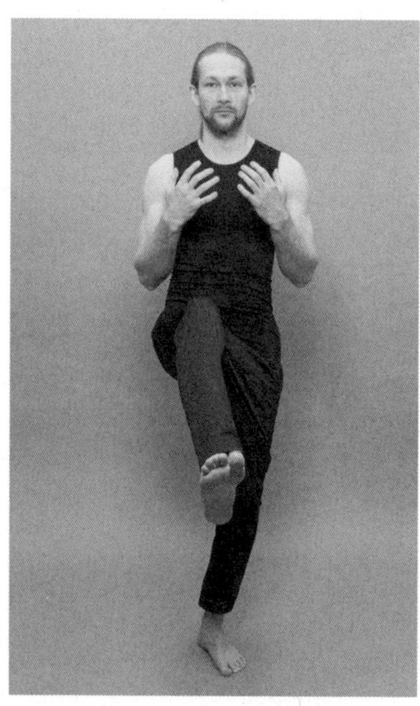
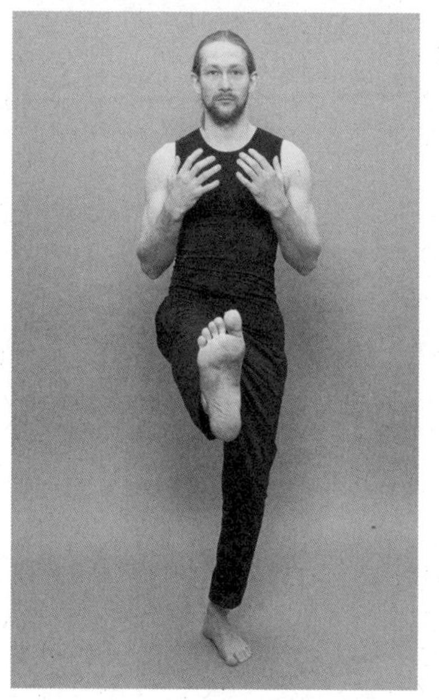
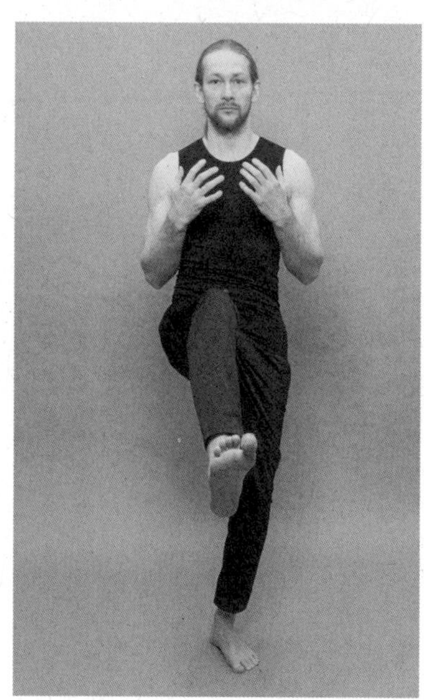

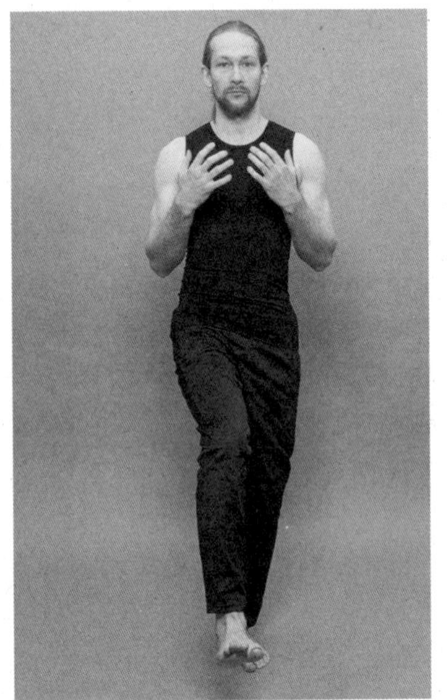

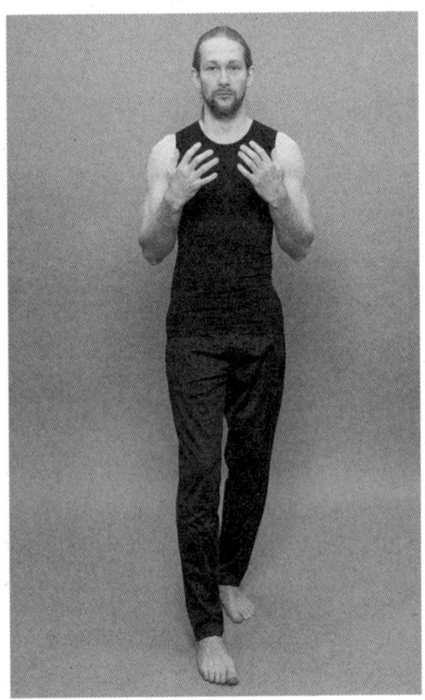

4.3. Armhaltungen für die Zentrierung

Auf den folgenden Bildern sehen Sie die Armhaltung, die zu einer Entspannung im Brustkorb führt und somit zu einer aufrechten Haltung in Richtung Zentrierung. Es ist die Übung, die ich zwischen der Fertigstellung des zweiten Buches und diesem Buch nach dem Lesen in einem Neurologiebuch entwickelt habe und bei bereits vielen meiner Klienten mit Erfolg getestet habe. Sie berichten zum Beispiel davon, dass sich ihr Brustkorb weitet, und ihre Atmung besser wird.

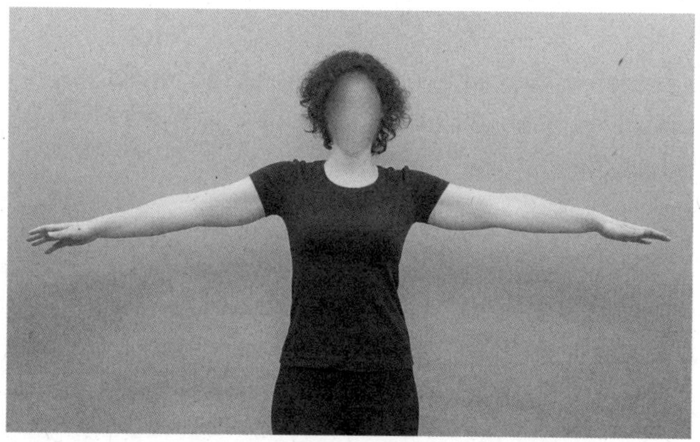

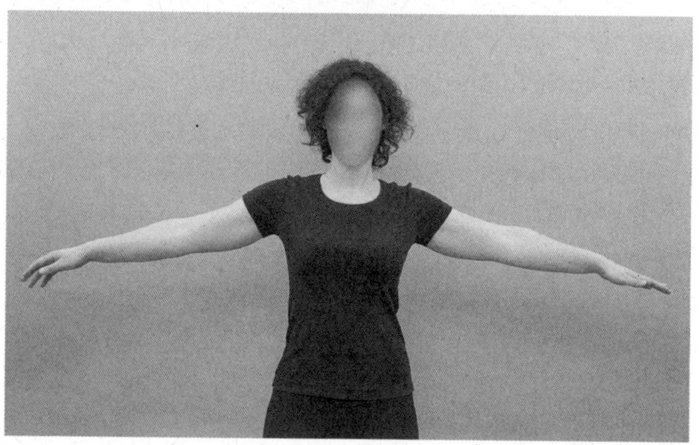

Auf diesen Bildern erkennen Sie, dass die Arme in einem leichten Bogen nach vorn zur Seite gestreckt werden. Sobald sie vom Körper seitlich angehoben werden, müssen die Handflächen zum Boden zeigen. Dabei zeigt die Ellenbogenbeuge nach oben und NICHT nach vorne.

Ab einem bestimmten Punkt merken Sie, dass ein kleiner Widerstand kommt. Ab diesem Punkt fängt der Hirnnerv, der die beiden Kopfhebermuskeln nervlich versorgt, an zu arbeiten. Halten Sie die Arme in dieser Position zirka 30 Sekunden lang, senken Sie sie dann um nicht mehr als einen Zentimeter.

Bis zu dieser Position arbeiten die Nervenstränge, die aus den Wirbelkanälen kommen. Bleiben Sie in dieser Position ebenfalls für zirka 30 Sekunden.

Danach verändern Sie die Position Ihrer Arme wieder so – um den zuvor genannten Zentimeter anheben –, dass der Hirnnerv seine Arbeit wieder aufnimmt.

Das machen Sie im Wechsel mit sehr langsamen Bewegungen drei bis vier Mal. Danach senken Sie die Arme im Zeitlupentempo und bringen die Arme wieder bis an die Seiten Ihres Körpers. Spüren Sie dann in Ihren Brustkorb hinein, was sich verändert hat. Sie werden staunen!

Sie erinnern sich, dass bei einem Baby die Augen anfangen zu leuchten, wenn es, auf dem Bauch liegend, seine Kopfhebermuskeln trainiert. Dabei werden die anderen Hirnnerven automatisch mittrainiert.

Bei dieser Übung ist es nicht anders. Indem Sie durch sie den einen Hirnnerv stärken, stärken Sie automatisch die anderen elf Hirnnerven mit und tun somit etwas für Ihre mentale Fitness. Etwas Einfacheres habe ich bis jetzt noch nicht gefunden. Probieren Sie es aus!

5. | Verschiedene Schlafhaltungen

Kennen Sie auch das Gefühl, nicht ausreichend geschlafen zu haben? Sie fühlen sich dann erschöpft, wie gerädert und müssen sich beim Aufwachen erst einmal recken und strecken. Bei manchen geht es so weit, dass die Füße schmerzen und sich die Gelenke anfühlen wie „rostige Scharniere"! Durch die Übermüdung ist die Konzentration den ganzen Tag über beeinträchtigt und nicht wenige leiden unter Unsicherheit, Stimmungsschwankungen, Heißhungerattacken oder anderen gravierenden Beeinträchtigungen des Wohlbefindens. Im Straßenverkehr kann Übermüdung sogar gefährlich werden.

Obwohl Müdigkeit die Lebensqualität stark einschränkt und ihre Langzeitfolgen bekannt sind, fällt es oft schwer, genügend zu schlafen. Die möglichen Ursachen hierfür sind vielfältig: Lebensumstände wie Schichtarbeit, Überstunden, seelische Belastungen; nicht selten jedoch, und insbesondere bei augenscheinlich „gesunden" Menschen, beeinträchtigen nicht integrierte frühkindliche Reflexe und die daraus folgende mangelnde Zentrierung den Schlaf und in der Konsequenz das tägliche Leben.

Im Schlaf zeigt sich übrigens der jeweils angenommene „normale" Haltetonus, also die Muskelspannung, die bei nicht integrierten frühkindlichen Reflexen zu finden ist. Dies führt zu den unterschiedlichsten, für den Körper nicht erholsamen Schlafstellungen.

Schlafstellungen und -probleme bei nicht integrierten Reflexen:

- **Embryostellung** – *Moro*-Reflex
- **Zähneknirschen** – *Babkin*-Reflex
- **Angewinkelte Arme** – *Klimmzug*-Reflex
- **Gefaustete Hände** – *Greif*-Reflex
- **Hohlkreuz** – *tonischer Labyrinth*-Reflex
- **Überstreckter Kopf** – *tonischer Labyrinth*-Reflex
- **Bauchlage mit angezogenen Armen** – *tonischer Labyrinth-/ Furcht-Lähmungs*reflex
- **Viele Kissen unter dem Kopf benötigend** – *symmetrischer tonischer Nacken*reflex

In meinem Buch *„Kraftvoll! – Reflexe prägen das Leben"* werden die oben genannten Reflexe ausführlich besprochen.

All diese Schlafstellungen und Körperhaltungen verhindern ein wirkliches Entspannen. Besonders einschränkend wirkt der tonische Labyrinth-Reflex. Er ist meiner Erfahrung nach der „anstrengendste" Reflex, wenn er nicht integriert worden ist. Das liegt daran, dass er neurologisch für die Muskelspannung zuständig ist und daher die Betroffenen körperlich und in der Folge auch seelisch anstrengt. Wie bereits erwähnt, ist seit fast 30 Jahren bekannt, dass die Körperhaltung Einfluss nimmt auf unsere emotionale und mentale Gesundheit. Beispielsweise ist die Embryostellung als Haltung von Depressiven bekannt. Wer diese Position immer wieder einnimmt, läuft Gefahr, über kurz oder lang auch eine depressive emotionale Einstellung zu „kreieren".

Welche Körperhaltung und Bewegungsabfolgen werden als „gesund" angesehen?

–

Alle Bewegungen, die aus der Zentrierung im Überkreuzmuster gemacht werden, sind physiologisch und somit für unsere physische, emotionale und mentale Gesundheit von großem Vorteil.

Ein Überkreuzmuster kann auch im Liegen eingenommen werden. In dieser Haltung sind die frühkindlichen Reflexe nicht aktiv, sodass sich ein erholsamer Schlaf einstellen kann.

In der folgenden Bildabfolge zeigt eine Freundin von mir einige Schlafpositionen, die einen erholsamen Schlaf fördern.

Suchen Sie sich die Position aus, die für Sie angenehm ist. Auch hier ist wieder Übung gefragt, denn der Körper oder – genau ausgedrückt der Hirnstamm, unser unbewusstes Gehirn – ist nachts stärker als das bewusste Gehirn.

Probieren Sie es aus: Es beginnt sich bereits etwas zu verändern, sobald Sie sich abends in eine dieser Haltungen hineinlegen.

Ein Beispiel aus der Praxis:

Meine Kurse gehen immer über zwei Tage; am ersten Tag zeige ich bereits diese Schlafhaltungen, die dann in der Nacht zum zweiten Tag von den Teilnehmenden ausprobiert werden. Viele meiner Kursteilnehmer/-innen sehen am nächsten Morgen erholt und frisch aus und berichten mir, dass sie so tief wie lange nicht mehr geschlafen hätten und fröhlich aufgestanden seien.

Natürlich kann eine dieser Schlafhaltungen nicht von 0 auf 100 eingenommen werden, jedoch passiert es immer mal wieder, dass ich erzählt bekomme: „Ich werde wach, wenn ich aus dem Überkreuzmuster herausfalle."

Und je öfter der Körper auch für den Schlaf eine physiologische Haltung einübt, desto erfrischter steht er morgens auf. Das kann ich aus eigener Erfahrung sagen!

5.1. Physiologische Schlafhaltungen aus dem *BalanceHIRO*®-Programm

Alleine wenn Sie anfangen, sich abends in eine der folgenden Positionen ins Bett zu legen, fängt Ihr Körper an, sich zu entspannen. Es ist vollkommen klar, dass Ihr Körper das nicht von Anfang an sofort kann. Jedoch: Je öfter Sie es ihm zeigen, desto mehr werden Sie merken, dass sich ein Wohlbefinden entwickelt, welches Sie in einen entspannten Schlaf bringen kann. Sie fangen an, Ihren Körper „umzuerziehen", genauso wie Sie es mit der parallelen Beinstellung im Sitzen und Stehen schon begonnen haben.

Meine Lieblingshaltungen sind entweder die in Rückenlage, oder diejenige, bei der ich beide Beine parallel zueinander anwinkle – beide Haltungen sind auf der gegenüberliegenden Seite abgebildet. Das sind zwar Haltungen, die nicht ganz dem Überkreuzmuster entsprechen, jedoch lagern sie den Körper aus den Reflexhaltungen heraus.

Irgendwann merken Sie morgens nach dem Aufwachen: „Oh, ich fühle mich anders."

Probieren Sie es aus!

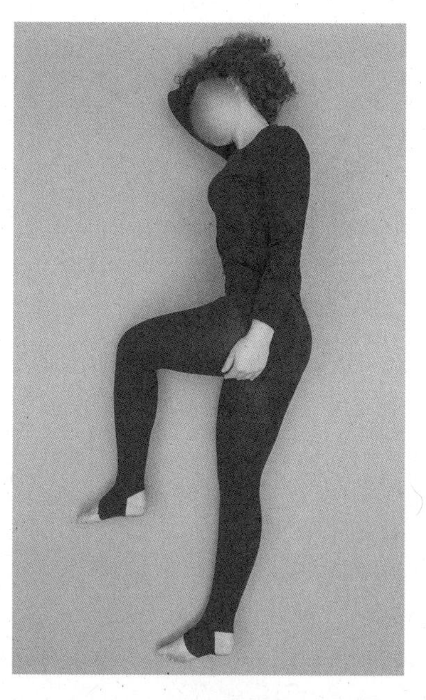

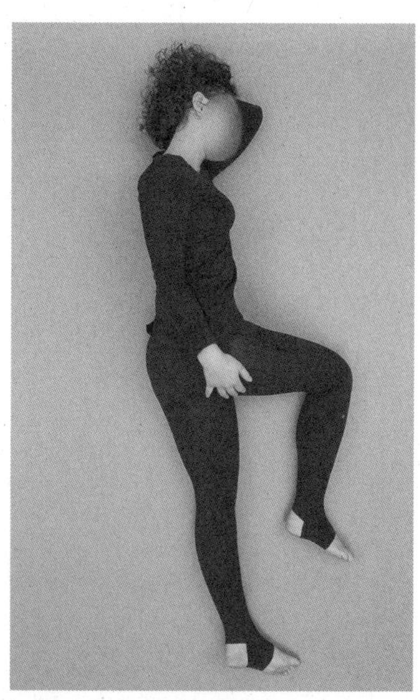

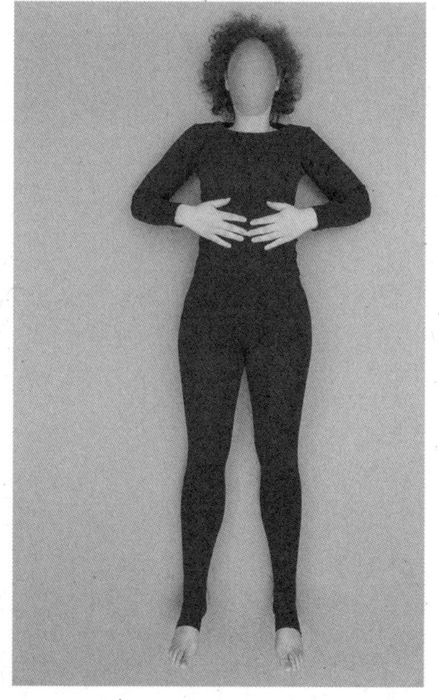

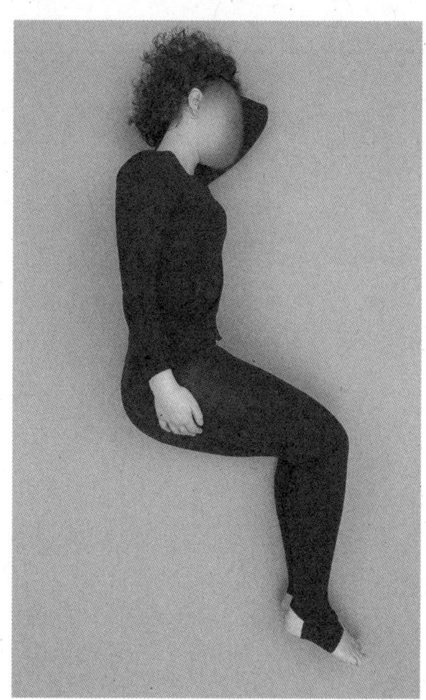

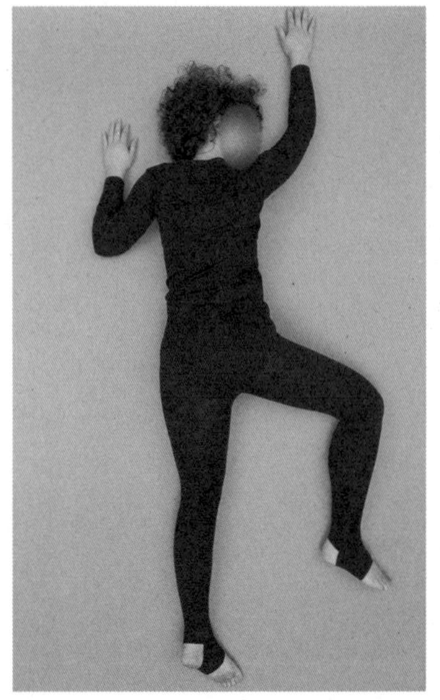

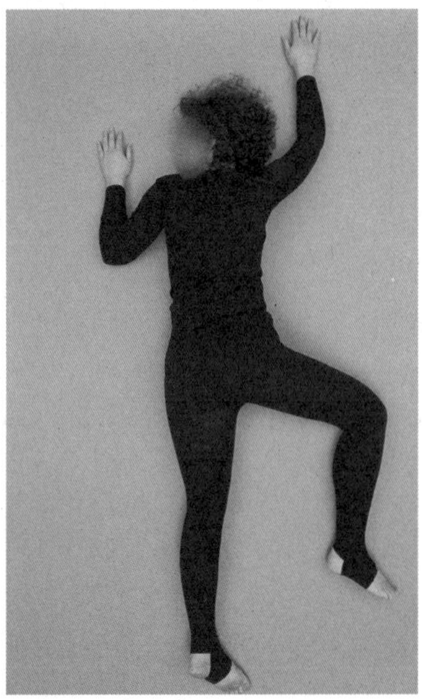

Und damit wünsche ich Ihnen einen erholsamen Schlaf!

6. | Klientenerfahrungen

1] *Nachdem ich 2013 am Wochenend-Kurs zum Thema* „Kraftvoll! – Reflexe prägen das Leben" *von Bärbel Hölscher teilgenommen hatte, wurde mir klar, dass hier etwas grundsätzlich Neues gelehrt wurde. In meiner Aus- und Weiterbildung zur Anästhesistin, Intensivmedizinerin und Schmerztherapeutin hatte ich gelernt, dass frühkindliche Reflexe sich bis zu einem bestimmten Alter integrieren und nur im Falle einer Verletzung des zentralen Nervensystems wieder auftauchen können.*

Und hier war nun Eine, die behauptete, dies geschehe eben nicht automatisch – sondern im Gegenteil: Zahlreiche, der Medizin nur schwer zugängliche und oftmals unerklärliche Störungen in Bewegungsabläufen, in Denk- und Verhaltensmustern von Kindern und Erwachsenen seien auf nicht integrierte Reflexe zurückzuführen. Zudem konnte ich bei der Gelegenheit die Durchführung einer Zentrierung bei einer Kursteilnehmerin beobachten und war auch davon tief beeindruckt: Nicht nur war der Gesichtsausdruck der Frau nach der Zentrierung ruhiger, auch ihre gesamte Haltung schien danach völlig spannungsfrei und leicht zu sein.

Neugierig geworden, begann ich mich von Bärbel Hölscher behandeln zu lassen und bin inzwischen begeistert von den Möglichkeiten, die sich mir eröffnet haben: Ich war schon vorher jahrelang regelmäßig mit Craniosacraltherapie, Osteopathie,

Shiatsu und manueller Therapie behandelt worden, aber dank des zusätzlichen Bausteins der Zentrierungsbehandlungen ist innerhalb kürzester Zeit jahrzehntelange – trotz intensiver täglicher Yogaübungen und Entspannungstechniken – für „unveränderlich" gehaltene Spannung aus meiner Halswirbelsäule gewichen. Ein ebenso für „normal" gehaltenes, übermäßiges Spannungsgefühl im Bein mit Außenrotation des Hüftgelenks und der Konsequenz wiederholter ISG-Blockaden (= Blockaden im Kreuzbein-Darmbein-Gelenk, die Redaktion*) ist einfach verschwunden.*

Mehr als das: Ich verstehe inzwischen, wie viel Kraft es mich gekostet hat, diese Fehlhaltungen und Blockaden im Alltag ständig über Jahrzehnte hinweg zu kompensieren.

Durch die größere Bewegungsfreiheit bereits nach Durchführung der ersten Zentrierung und der kinesiologischen Balancen der nicht integrierten Reflexe hat sich mein Leben verändert: Die Leichtigkeit in der Wirbelsäule ermöglicht mir nicht nur eine entspanntere Körperhaltung, sondern auch eine bessere Konzentration, ein klareres Denkvermögen und damit mehr freie Kapazitäten, um meinen Alltag mit Freude und Leichtigkeit zu bewältigen. Von „Brain fog", Panikattacken und der Anstrengung, sich ständig zusammenreißen zu müssen, um auch ja allen Anforderungen einer vollzeitberufstätigen Ärztin gerecht zu werden, keine Spur mehr.

Radimé Farhumand, Ärztin für Anästhesie, spezielle Schmerztherapie, psychosomatische Grundversorgung. Inhaberin einer privaten Akupunkturpraxis und Praxis für Traditionelle Chinesische Medizin (TCM) in Gelsenkirchen.

2] *Solange ich zurückdenke, habe ich einen verdrehten Wirbel im Rippenbereich, erhebliche Schwierigkeiten, den Kopf aufrecht zu halten, ein Hohlkreuz und einen Gang, bei dem meine Knie nicht geradeaus gerichtet und die Füße beim Gehen nach außen gewandt sind.*

Als Jugendliche konnte ich recht gut kompensieren, aber im Alter haben mir diese Dinge Schwierigkeiten und übermäßige Anstrengungen bereitet, unter anderem fiel es mir schwer, mich immer wieder zur Aufrechthaltung zu zwingen, das Drehen des Kopfes war übermäßig anstrengend. Nachts konnte ich nicht richtig schlafen, weil mein Nacken sehr schmerzte und eine etwas hervorstehende Rippe das Liegen auf der Seite unmöglich machte.

In der ersten Zentrierung legte mich Bärbel gerade hin, wobei ich das Gefühl hatte, schief zu liegen, weil mein Kopf die übliche schiefe Haltung für die normale gerade Haltung betrachtet hatte. Nachdem mich Bärbel „ausgerichtet" hatte, bekam ich eine Ahnung davon, wie eine richtige Haltung sein könnte.

Schon nach dieser ersten Zentrierung fiel es mir leichter, den Oberkörper und den Kopf aufrechter zu halten.

Mit einer leichten Übung versehen, konzentrierte ich mich in der nachfolgenden Zeit auf meine Haltung und korrigierte, wo immer sich Fehler einschleichen wollten.

Heute, nach der dritten Zentrierung geht es mir viel besser, ich kann meinen Kopf ohne viel Mühe aufrecht halten, mein Gang hat sich verändert, die Rippe ist dort, wo sie hingehört, meine Schultern auch und ich kann mich aufrechter halten, so, wie es sein soll.

Ich bemerke, dass sich mit meiner Haltung auch meine Wahrnehmung verändert hat, was wiederum meine Stimmung und das Interesse, mich mit Eindrücken auseinanderzusetzen, erheblich verbessert hat.

Eine so einfach anmutende Methode wie „Zentrierung" löste hier alle Probleme, die sich aus meiner schlechten Haltung ergaben, es klingt wie ein Wunder.

Ich bin so froh, dass Bärbel die Zentrierung beherrscht, sie mir helfen konnte und ich hoffe, dass sie mit ihrem Wissen vielen Menschen unnötige Leidenswege ersparen wird.

Elisabeth H., Münster.

3] *Sehr geehrte Frau Hölscher,*

ich möchte Ihnen ein kleines Feedback zu Ihrer Behandlung am letzten Samstag geben. Seitdem Sie die Zentrierung mit mir gemacht haben, fühle ich mich sehr viel stabiler und ausgeglichener. Aber nicht nur das. Darüber hinaus habe ich das Gefühl, mich wieder besser auf meine Aufgaben konzentrieren zu können.

Ich möchte Ihnen von Herzen für diese wunderbare Erfahrung danken. Alles Liebe,

Simone Niehues.

4] *Durch meine Arbeit als Yogalehrerin und selbst langjährig Praktizierende habe ich über die Jahre eine relativ genaue und gute Wahrnehmung meines Körpers erlangt. Doch leider offenbarte sich dadurch auch immer mehr das Handicap, meine rechte Schulter nicht vollumfänglich nutzen zu können.*

Durch ein Geburtstrauma war sie seit jeher in der Beweglichkeit eingeschränkt. Als Kind wurde ich „beturnt" und nach ein paar Sitzungen für geheilt erklärt. Während meiner Kindheit war ich beschwerdefrei doch mit zunehmendem Alter und der Beanspruchung durch Yoga zeigte sich meine Schulter immer deutlicher, denn es war für mich zunehmend schwieriger, die Kompensationsstrategien meines Körpers aufrechtzuerhalten. Ich spürte einfach intuitiv, dass da etwas nicht stimmen konnte, aber niemand konnte mir helfen. Ich nahm meine Schulter mehr und mehr als Fremdkörper wahr, sie war immer irgendwie steif und fühlte sich fremd an, das Schulterblatt war nicht richtig integriert, die Schulter stand schief, war hochgezogen und so fühlte ich mich in meinem ganzen Körper schief, was sich auch zunehmend in meiner Hüfte und in Knieschmerzen widerspiegelte.

Als ich von der Arbeit von Bärbel Hölscher erfuhr, war ich von ihrem Ansatz sofort fasziniert. Ich hatte schon einige Körpertherapieansätze ausprobiert, aber die Erfolge hielten meist nicht lange an. Doch mit dem tiefen Vertrauen, dass ich irgendwann jemanden finden würde, der mir wirklich nachhaltig helfen konnte, begab ich mich in die Behandlung bei Bärbel Hölscher.

In der ersten privaten Sitzung korrigierte sie bei mir den Switching-Grad , der mit 93 % doch recht hoch lag. Ich lag nur auf ihrer Liege und sie führte die Behandlung aus. Danach war ich zunächst etwas müde, verspürte aber nach kurzer Zeit eine große

Klarheit in meinem Kopf und meinen Gedanken. Sonst neigte ich zu einem sogenannten Monkey Mind, hatte nie wirklich Ruhe, meine Gedanken sprangen von einem zum nächsten, doch dies ist seitdem nicht mehr so. In meinem Kopf und auch in meinem Körper hat sich seitdem ein hoher Grad an Fokussierung, Ruhe und Klarheit manifestiert, was seitdem auch so geblieben ist. Die Entspannung, die durch diese Sitzung in meinen Körper kam, war so schön – diesen Zustand hatte ich auch durch Yoga oder Meditation nie erreicht.

In der folgenden Sitzung legte mich Bärbel dann in die Zentrierung. Das Konzept hatte ich schon in einem ihrer Workshops kennengelernt und erste Übungen dazu gemacht, doch dann von ihr in allen Gelenken wirklich exakt ausgerichtet zu werden, war eine völlig neue Erfahrung. Zunächst war es ungewohnt und auch ein wenig anstrengend für meinen Körper. Ich spürte, dass sich während der Behandlung Widerstand vor allem im Schultergürtel und den dazugehörigen Gelenken aufbaute. Durch Yoga wusste ich jedoch, wie ich bestimmte Bereiche des Körpers gezielt ansteuern und entspannen kann, und so versuchte ich, im Widerstand weich zu werden und was dann passierte, war einfach nur magisch.

Es fühlte sich an, als würde mein Körper entzerrt werden, so als wäre ich einmal um meine eigene Achse verdreht gewesen und würde wieder aufgedreht werden. Mein Becken und mein Brustkorb entspannten sich und meine rechte Schulter rutschte aus ihrer hochgezogenen Starre in Richtung Liege nach unten. Bärbel teilte mir zudem mit, dass nun mein Busen auf einer Höhe war, zuvor waren meine Brüste unterschiedlich hoch gewesen. Dieser Zustand war für mich unbeschreiblich, ich fühlte mich das erste Mal wirklich in meinem Körper und mit ihm verbunden. Sonst war mein Körper oft mein Feind, machte nicht, was ich wollte – das klingt sehr hart, aber so war es oftmals. Diesen wundersamen Zustand der Zentrierung konnte ich relativ gut halten. Bärbel hatte mich bereits darüber informiert, dass solche Traumata im Körper nicht mit einer Sitzung gelöst werden, aber es war schon so viel besser.

Die Tage danach fühlte ich mich wie neugeboren. Yoga erlebte ich als völlig mühelos, ich konnte zum ersten Mal wirklich in meinem Körper spüren, wie ich die Kraft aus den Positionen von den Füßen ins Becken ziehen konnte, ich fühlte mich unbesiegbar. Meine Schulter verschlechterte sich nach und nach wieder, aber sie blieb noch zu etwa 50 % korrigiert. Die Verdrehung meiner Hüfte und die Schmerzen im Knie gehören seitdem aber der Geschichte an. Ich kann schmerzfrei im Schneidersitz sitzen und meine Hüfte viel weiter öffnen als zuvor.

Bei meiner dritten Sitzung brachte mich Bärbel wieder in die Zentrierung und lobte mich dafür, wie gut ich schon von selbst durch die Kinästhetik in diese Position kam, das Ausrichten ging wesentlich schneller als beim ersten Mal. Nach diesem Termin merkte ich große Euphorie und ein absolutes Wohlgefühl im gesamten Körper.

Der vierte Termin war dann mein persönliches Wunder. Bärbel Hölscher balancierte meine Schulter, um das Geburtstrauma auflösen beziehungsweise behandeln zu können und balancierte zudem meine körperliche Aufrichtung.

Und es hat tatsächlich funktioniert. Seit diesem Tag kann ich nicht nur sagen, dass meine Schulter zu mir gehört (zuvor war sie ja wie ein Fremdkörper für mich), ich kann auch berichten, dass ich völlig anders stehe und meine Beine nun anders belaste. Es ist so, als hätte ich früher nur meine Körperrückseite benutzt und nun benutze ich die Vorder- und Rückseite gleichermaßen. Ich beanspruche nun Muskeln ganz anders, von denen ich vorher zwar wusste, dass ich sie habe, aber ich konnte sie trotz Yoga nie so präzise ansteuern wie jetzt. Ich kann nicht leugnen, dass mir manche Yogaposen nun viel schwerer fallen als früher. Was ich aber darauf zurückführe, dass ich sie nun wirklich korrekt ausführe und dadurch andere Muskeln, Bänder und Sehnen verwende, die sonst vielleicht nicht so zum Einsatz kamen. Der Bewegungsradius meiner rechten Schulter hat sich deutlich erhöht und ich bin davon überzeugt, dass mit Training und Dehnung eine komplette Integration der verkürzten Muskeln etc. wieder möglich sein wird und ich so meine rechte Schulter genauso benutzen kann wie meine linke. Generell erlebe ich meinen neu erlangten Fokus als ganz großen Gewinn durch die Zentrierung. Ich bin klarer, aufmerksamer, präziser, habe nicht mehr große Schwierigkeiten in der Wortfindung, was früher häufiger ein Problem war. Ich kann klar kommunizieren, was ich denke, ohne mich in meinen Gedanken zu verlieren und damit undeutlich zu werden. Auf körperlicher Ebene spüre ich, wenn meine Gelenke nicht zentriert sind, ich bin mir meiner Fehlhaltungen wesentlich bewusster als früher und kann so gezielt gegensteuern. Dadurch, dass ich mich immer häufiger korrigiere, sind auch die schlechten Haltungen schon wesentlich weniger geworden. Es ist sehr schwer in Worte zu fassen, wie dankbar ich Bärbel Hölscher dafür bin: Wenn man sein ganzes Leben lang den Eindruck hat, dass irgendwas im oder am Körper nicht stimmt und man kommt einfach nicht weiter und dann kann es für den Patienten durch so leichte „Interventionen" behoben werden, ist das einfach nur bahnbrechend.

Ich wünsche mir für Bärbel Hölscher, dass sich diese Methode wie ein Lauffeuer verbreitet und schon bereits bei Kindern eingesetzt werden kann, damit sie erst gar nicht so starke einengende und energieraubende Kompensationsstrategien erlernen.

Bärbel ist für mich ein Wunder und ich wünsche ihr von Herzen, dass sie für diese Methode die Aufmerksamkeit und Anerkennung erhält, die ihr verdientermaßen gebührt!

Sophie, 30 Jahre, Yoga-Lehrerin.

5] *Frau Hölscher kennengelernt zu haben, ist für mich ein absoluter Glücksgriff gewesen!*

Meine Kniescheiben sind schon so lange ich denken kann beide nicht mittig vor den Knien. Bis auf darauf, dass meine Knie total empfindlich waren – jedes Stoßen oder Anecken tat sehr, sehr weh und auch Hinknien ging nicht –, hatte ich keine Probleme mit meinen Knien. Ab Herbst 2017 fingen in meinem rechten Knie allerdings Schmerzen an, woraufhin ich Anfang Januar 2018 einen Termin bei einem Orthopäden hatte. Der hat mein Knie geröntgt und mir bestätigt, dass meine Kniescheibe versetzt ist und sich dadurch der Knorpel einseitig abgenutzt hat. Der Orthopäde machte mit mir einen Termin für eine ambulante Operation aus. Drei Tage vorher hatte ich jedoch so große Bedenken gegen den Eingriff, dass ich mich an Frau Hölscher wandte und einfach mal nachfragte, ob sie in dieser „Angelegenheit" auch etwas unternehmen kann. Sie konnte! Sie hat angefangen, mich zu zentrieren.

Schon direkt nach der ersten Sitzung konnte ich eine deutliche Verbesserung spüren. Die Schmerzen waren kaum noch da und ich konnte bei mir eine komplett verbesserte Körperwahrnehmung feststellen. Auf einmal merkte ich, dass ich schief stand – das eine Bein weiter nach vorne stellte als das andere. Zudem fiel mir auf, wie gerade ich auf einmal im Auto saß.

Vorher hätte ich immer behauptet, der Fahrersitz passe nicht zu meiner Anatomie. Am besten merke ich beim täglichen Zugfahren, ob mein Rücken gleichmäßig an der Rückenlehne anliegt. Auch an meiner rechten Schulter hatte ich Probleme. Seit meiner Jugend ist bekannt, dass ich unter einer Skoliose leide und habe viel Gymnastik gemacht – unter anderem auch, um meiner Haltung bei der rechten „buckligen" Schulter gegenzusteuern. Die gefühlt schlechte Haltung gehörte zu meinem Alltag dazu. Aber jetzt – da wir eine Schulter-Balance vorgenommen haben – habe ich zum ersten Mal das Gefühl, dass sich meine rechte Schulter so richtig rund anfühlt. Da gehört sie hin.

Man kann diese Erlebnisse wörtlich so schlecht wiedergeben, wenn man es nicht selbst erlebt hat. Ich bin so dankbar für diese Erfahrung!

Birgit, 49 Jahre.

6] *Der differenzierte Einsatz der unterschiedlichen **HIRO**-Lagerungspositionen unterstützt den Menschen, sich körperlich neu zu erkunden. Innerhalb der Übungen und im Anschluss wird zumeist eine Entlastung des neuronalen Systems erlebt. Die angewendete Atemtechnik unterstützt den Prozess und fördert den*

Stressabbau. Es entsteht Raum, sich selbst und seinen Körper neu wahrzunehmen und zu entdecken. Dies dient maßgeblich dazu, eine natürliche Reflexintegration nachzuholen oder starke, aktive Reflexreaktionen abzumildern. Somit wird der Weg frei, physiologische Bewegungen zu erlernen und sich in seinem Körper wohler zu fühlen.

Maria Otto, Ergotherapeutin, Köln.

7. | Schlussbemerkung

Alle Beobachtungen, die ich im Laufe der Jahre gemacht habe, bin ich bestrebt, nutzbringend für mich und meine Klienten in die Praxis umzusetzen. Einen kleinen Teil davon haben Sie nun gelesen. Ich hoffe, Sie konnten Antworten auf Ihre Fragen finden.

Mittlerweile mehren sich die Stimmen derer, die sagen: „Schaut euch die frühkindlichen Reflexe an. Sie können mit ein Grund dafür sein, dass es zum Beispiel zu den sozial unverträglichen Auffälligkeiten kommt, der sich unsere Gesellschaft gegenübersieht."

Ich bin schon lange davon überzeugt, dass die mangelnde Integration der frühkindlichen Reflexe die Menschen auf einer Potenzialbremse stehen lässt. Aber es gibt Lösungen. Einige davon sind die Übungen, die Sie in Kapitel 4 ab Seite 65 finden. Probieren Sie sie eine Zeitlang aus und Sie werden feststellen, dass sich Ihr Befinden merklich verbessert.

Es gibt in jeder Stadt Wing-Tsun-Schulen, die oft auch Kinderkurse anbieten. Dorthin empfehle ich meine Klienten, denn im Training lernen sie dann, alle Körperteile unabhängig voneinander zu bewegen, was zur nachträglichen Integration der frühkindlichen Reflexe mit beiträgt.

Für Erwachsene halte ich *Somatic Experiencing®* ebenfalls für eine gute Möglichkeit, nachträglich Reflexe integrieren zu lassen, denn diese Methode löst die Spannung im Hirnstamm, wo der neurologische Ursprung der Reflexe sitzt.

Die *Neuroenergetische® Kinesiologie* ist für alle sinnvoll. Je eher man damit anfängt, desto schneller werden gute Ergebnisse erzielt. Gerne balanciere ich mit dieser Methode Babys, wenn ich anhand ihres Bewegungsmusters erkenne, an welchem frühkindlichen Reflex diese „hängen". Und genau dort setze ich dann kinesiologisch an. Aber nicht nur Babys profitieren – man kann in jedem Alter damit anfangen, Reflexe zu integrieren.

Die Übungen, die ich in meinen Kursen vorstelle, sind für den persönlichen Gebrauch nützlich.

Ich hoffe, ich konnte Ihnen einen guten Einblick in das spannende Thema der Zentrierung und in die Integration frühkindlicher Reflexe geben, und freue mich, wenn ich Ihr Interesse geweckt habe.

7. | Literaturverzeichnis

- **Brown, Jenny; Krebs, Charles:** Lernsprünge. Eine bahnbrechende Methode zur Integration des Gehirns.
  5. Auflage, Kirchzarten, 2006. Eine 6. Auflage ist 2010 bei der VAK Verlags GmbH erschienen.

- **Hölscher, Bärbel:** Kraftvoll! – Reflexe prägen das Leben.
  4. Auflage, BoD, Norderstedt, 2013.

- **Hölscher, Bärbel:** Zentrierung- Reflexintegration zur Lösung von körperlichen Haltungsproblemen
  1. Auflage, Aurum Verlag der Kamphausen.Media, Bielefeld, 2019.

- **Hüther, Gerald; Weser, Ingeborg:** Das Geheimnis der ersten neun Monate. Reise ins Leben.
  3. erweiterte Neuauflage, Beltz-Verlag, Weinheim, 2018.

- **Levine, Peter:** Trauma-Heilung: Das Erwachen des Tigers. Unsere Fähigkeit, traumatische Erfahrungen zu transformieren,
  2. Auflage, Synthesis-Verlag, Essen, 1998.

- **Masgutova, Svetlana:** Integration of Dynamic and Postural Reflexes into the Whole Body Movement System, a Neurokinesiological Approach. Unveröffentlichtes Skript.
  Warschau, 2004. www.masgutovamethod.com

- **Strata, P.; Scelfo, B.; Sacchetti, B.:** Involvement of Cerebellum in Emotional Behavior, Review, in Physiol. Res. 60 (Suppl. 1): S.39–48, 2011, Received December 8, 2010 Accepted February 16, 2011, On-line July 19, 2011, http://www.biomed.cas.cz/physiolres/pdf/60%20Suppl%201/60_S39.pdf, abgerufen am 1.7.2019

- **Schneider, Annette:** Die Bedeutung der Mutter-Kind-Interaktion im Säuglingsalter für die kognitive Entwicklung im frühen Kindesalter. Inauguraldissertation zur Erlangung des Grades eines Doktors der Humanbiologie des Fachbereichs Medizin der Justus-Liebig-Universität Gießen 2010.

- **Tobar, Hugo:** Primitive Reflexe und der Hirnstamm 1. und 2. Skript. IAK Institut für angewandte Kinesiologie. Kirchzarten, 2001, 2002.

- **Trepel, Martin:** Neuroanatomie. Struktur und Funktion. 4. Auflage, Urban & Fischer, München, 2008.

- **Václav, Vojta:** Die zerebralen Bewegungsstörungen im Säuglingsalter – Frühdiagnose und Frühtherapie. 8. Auflage, Thieme-Verlag, Stuttgart, 2008.

- The cerebellum on the rice in human emotion https://link.springer.com/article/10.1080/14734220500348584, abgerufen am 1.7.2019.

- Der Muskeltest in der Kinesiologie https://link.springer.com/article/10.1007/s41975-019-0074-4

Bildnachweis

- Thorsten de Almeida: S. 32, S. 33 (3), S. 68–81 (40), S. 89–90 (6)
- Bärbel Hölscher: S. 25–29 (7), S. 31
- AdobeStock: S. 35, S. 37, S. 38
- Shutterstock: S. 40

Vita

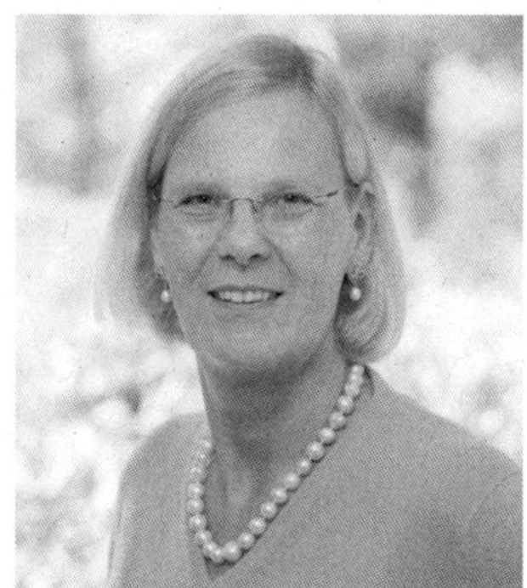

Bärbel Hölscher

Kapitelstr. 30 a
48145 Münster
www.kinesiologie-muenster.de
info@kinesiologie-muenster.de
Telefon: 0176 24 00 22 35

- Jahrgang 1957
- Studium der Betriebswirtschaft in Münster mit Abschluss zur Diplom-Kauffrau 1983
- Bis 1998 Prokuristin in einem mittelständischen Betrieb
- Seit 1993 Ausbildung in Kinesiologie mit ständigen Fortbildungen bei Renate Wennekes, Dr. Charles Krebs, Hugo Tobar, Ian Stubbings, Alfred Schatz und Wayne Topping
- 1999 Erlangung der Heilpraktikererlaubnis für Psychotherapie, anschließend Eröffnung einer kinesiologischen Praxis mit den Schwerpunkten Reflexintegration und dem speziellen Stressabbau und Lernprogramm nach Dr. Charles Krebs sowie Neuroenergetische® Kinesiologie nach Hugo Tobar
- 2000 Erweiterung des kinesiologischen Angebotes um die Ernährungsberatung nach der TCM (Traditionelle Chinesische Medizin) mit der Ausbildung bei Barbara Temelie
- Mitglied in der Deutschen Gesellschaft für Angewandte Kinesiologie (DGAK) seit 2005
- Seit November 2010 professionelle Kinesiologin mit dem Fachschwerpunkt Gehirn
- Seit 2012 Kursangebot „Kraftvoll! – Reflexe prägen das Leben"
- 2013 Veröffentlichung des gleichnamigen Buches
- Seit 2018 Weiterbildungskonzept zur Anwendung der Zentrierung

Faszienselbstbehandlung – Leicht gemacht!

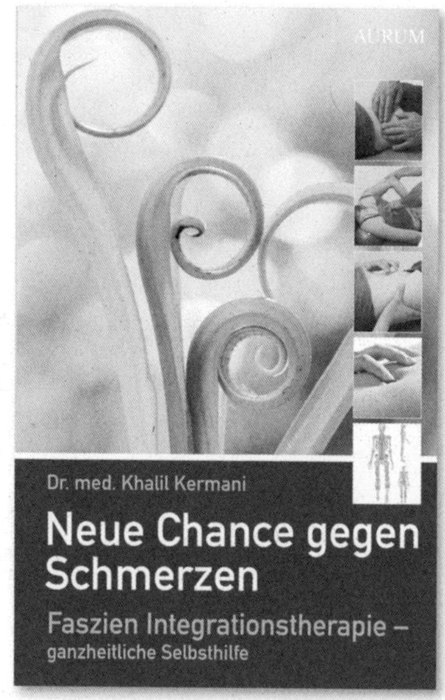

Dr. med. Khalil Kermani

Neue Chance gegen Schmerzen
Faszien Integrationstherapie - ganzheitliche Selbsthilfe

Broschur, 224 Seiten
ISBN 978-3-89901-806-6

Die Faszien-Integrationstherapie (FIT) ist eine einfache Methode, die über die Faszien und deren Verbindung zum Nabel harmonisierend in die Regulation des Körpers eingreift. Mit einfachen, gezielten Massagegriffen werden Blockaden aufgelöst und Heilung auf vielen Ebenen angeregt.

Besonders effektiv ist FIT bei schmerzhaften Verspannungen der Rücken-, Schulter- und Hüftmuskulatur sowie bei Beinlängendifferenzen. Aber auch alle anderen stressbedingten Beschwerden und Erkrankungen können damit gelindert werden.

Um sie zu erlernen, brauchen Sie nicht viel anatomisches Wissen und keine Erfahrung in der Körpertherapie. Es reicht, wenn Sie neugierig und einfühlsam sind und sich und andere gut beobachten können. Den Rest erfahren Sie in diesem Buch.

Kamphausen Media